健康一家人丛书

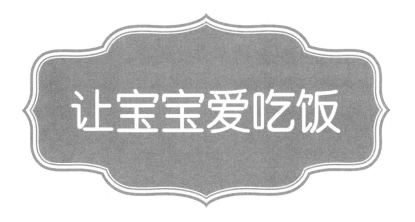

让宝宝爱吃饭

总主编　戴　霞

主　编　杨彬彬

中国医药科技出版社

内容提要

本书从宝贝呱呱坠地开始手把手地教您如何合理搭配饮食、培养孩子正确的饮食习惯，详细地为您阐述孩子不同阶段的身心特点、营养需求以及什么才是最好的饮食行为，帮您解决孩子在饮食方面遇到的各种问题，多层次多角度帮您一步步打造最聪明健康的宝贝。

图书在版编目（CIP）数据

让宝宝爱吃饭 / 杨彬彬主编 . — 北京：中国医药科技出版社，2015.3
（健康一家人丛书 / 戴霞总主编）
ISBN 978-7-5067-7257-0

Ⅰ. ①让⋯　Ⅱ. ①杨⋯　Ⅲ. ①婴幼儿－营养卫生　Ⅳ. ① R153.2

中国版本图书馆 CIP 数据核字 (2015) 第 007252 号

让宝宝爱吃饭

美术编辑　陈君杞
版式设计　大隐设计

出版　中国医药科技出版社
地址　北京市海淀区文慧园北路甲 22 号
邮编　100082
电话　发行：010-62227427　邮购：010-62236938
网址　www.cmstp.com
规格　710×1020mm $\frac{1}{16}$
印张　$10\frac{3}{4}$
字数　136 千字
版次　2015 年 3 月第 1 版
印次　2015 年 3 月第 1 次印刷
印刷　北京市密东印刷有限公司
经销　全国各地新华书店
书号　ISBN 978-7-5067-7257-0
定价　25.00 元
本社图书如存在印装质量问题请与本社联系调换

总 序
Zong Xu

　　人们常说，健康是人生第一财富。健康是 1，爱情、事业、金钱等等都是 1 后面的零。有了健康，一切皆有可能；没了健康，"神马都是浮云"。正如世界卫生组织《维多利亚宣言》所云：健康是金，如果一个人失去了健康，那么，他原来所拥有的和正在创造即将拥有的一切统统为零！

　　当前，健康问题威胁着中国亿万普通家庭，高血压、糖尿病、高血脂、心脑血管病、癌症等各种慢性病的高发，破坏了很多家庭的幸福与安宁。特别是儿童肥胖症、高血压，患了成人病；年轻人高血脂、冠心病，患了老年病。亚健康成了普遍现象、流行病提前得病，出现提前衰老的趋势。我们不禁要问，是谁偷走了家人的健康？

　　你可能想象不到，健康问题很大程度上跟饮食有关系。世界卫生组织的调查结果显示，一个人的健康状况有 60% 取决于个人生活方式，也就是说饮食生活起居这些看似平淡无奇的习惯，尤其是饮食因素，塑造和改变了我们的身体素质和健康水平。如果按目前我国的人均寿命 75 岁来计算，人一生进食大约 8 万餐次，吃进去的食物累加起来大约有 50 吨。这么庞大的食物量对人体所起的作用绝对是超乎我们想象的。俗话说，人是铁，饭是钢。饮食是健康必需，但同时又是一把"双刃剑"。健康是吃出来的，而当前困扰亿万家庭的亚健康和慢性病，很多也是吃出来的。

　　世界卫生组织指出，合理膳食、适量运动、戒烟限酒、心理平衡是健康四大基石。遵循这 16 个字，可以使高血压发病率减少 55%，脑卒中、冠心病减少 75%，糖尿病减少 50%，肿瘤减少 1/3，平均寿命延长 10 年以上。其中"合理膳食"

被排在第一位,可见重塑健康的饮食生活习惯是解决一家人健康问题的灵丹妙药。请记住,最好的药物是食物,最好的医生是自己,最好的治疗是预防,饮食是打开健康之门的金钥匙。那么,吃什么,怎么吃,才能吃出健康,吃走疾病呢?那就请你跟随我们的脚步,一起探究健康饮食的奥秘吧。

家永远是我们人生驿站中的温暖港湾,因为家里有我们亲爱的父母、孩子、兄弟姐妹。"一家老小都平平安安、健健康康的"相信是每个平凡人最大的愿望。做一家人的营养师,呵护一家老小的健康,正是我们编写这套《健康一家人丛书》的初衷。

这套丛书精选了15个与家人健康息息相关的专题,分列为15个分册,有《养肾的黄金饮食》《养脾胃的黄金饮食》《养肝吃喝有学问》《不上火就这么吃》《越吃越瘦的秘密——瘦身宝典大揭秘》《怀孕了怎么吃——备孕怀孕坐月子营养全攻略》《新妈妈的健康月子餐》《让宝宝爱吃饭》《战胜糖尿病 从吃开始》《战胜高血压 从吃开始》《战胜高血脂 从吃开始》《拒癌千里 从吃开始》《战胜痛风 从吃开始》《吃出百岁老人》《美丽有方 驻颜有术》。

丛书编写委员会由山东中医药大学及其附属医院从事营养学理论及临床教学与研究的一线专家教授组成。他们既深谙现代营养学,又有深厚的中医学理论功底,在书中游刃有余地将现代营养学最新研究成果与祖国传统饮食营养学精髓有机融合在一起,充分体现了中西医结合的优势与特色。

鉴于水平所限,书中不当之处敬请批评指正。

戴 霞

2015 年 1 月

给（准）妈妈们

——做宝贝的营养师你做好准备了吗？

作为（准）妈妈我们最怕的事就是孩子输在人生的起跑线上，于是我们拼命挣钱为了孩子出生就接受最好的教育，然而如前所述，宝贝早期营养会影响孩子一生的健康和智力发展，也就是说真正会让孩子输在起跑线上的其实是我们给孩子提供的饮食。那么各位（准）妈妈们，为了孩子一生的健康和幸福，您准备好做孩子的营养师了吗？您是否愿意跟随我们一起来学习如何为孩子提供最科学合理的饮食呢？

作为过来人，笔者也是一个四岁半孩子的妈妈，我深知现代生活节奏快，工作压力大，妈妈们也许在工作之余真的没有那么多精力再去给孩子精心配餐；又或者许多妈妈们从来没有学习过营养学知识，真的不懂得什么样的饮食是好的，什么样的饮食是对孩子不利的；再或者往往一个宝贝有爸爸、妈妈、爷爷、奶奶、外公、外婆六个家长精心照顾，很多时候，妈妈一个人说了不算，要想给孩子一个科学合理的营养饮食，还要爷爷、奶奶或者外公、外婆一起努力才行，但通常长辈们根本不认现代营养理论，就认老辈传下来的养孩子的方式，这让很多妈妈无所适从，家庭矛盾也由此而生。很幸运，我遇到了很开明的公婆，他们非常注重饮食调养，我的建议也都能接纳。但身边很多姐妹们的遭遇我也很理解，一方面是懂得不能拿孩子一生的健康开玩笑，另一方面又想自己确实不懂营养，家里长辈又我行我素。这个时候我们应该怎么办？

　　我的建议是：首先，坚定信念，相信科学。只有你认同了营养科学，才能有动力排除困难。其次，用营养学知识武装自己，有时间时多学习一些现代营养和中医养生知识。然后，在对待长辈方面，老人往往比较执拗地认为自己那一套是对的，认为年轻人什么都不懂，这时要明白长辈们也是为了孩子好，只是方式方法不对。在这个基础上注意循循善诱，有效的沟通非常重要，不能急功近利。

　　本书为各位（准）妈妈精心准备了宝贝从出生到3岁饮食营养搭配、饮食行为习惯培养等方面的各种知识。

　　做宝贝的营养师，和我们一起吧！

编者

2015年1月

Mu Lu ———————— 〔目录〕

4 第四章
宝宝饮食行为习惯的养成

儿童早期营养影响一生健康
——想让宝贝一生健康无忧，请千万将合理营养放在第一位

　　亲爱的家长们，自从家里的小天使呱呱坠地，您是否感觉幸福愉悦的同时也感到了前所未有的责任，自己仿佛一夜间长大，恨不得将自己所有的一切都贡献给宝贝，只求他/她能健康快乐地成长。许多家长朋友此时竭尽自己的财力物力从小给孩子报最昂贵的早教课，买最贵最好的玩具，不惜重金让孩子穿名牌，只要是为了孩子似乎家长们都是不遗余力，哪怕自己省吃俭用。爷爷奶奶更是对小宝贝宠爱的不得了。其实家长们的心愿只有一个就是希望孩子好，身体好、学习好、工作好、一辈子无忧无虑。

　　然而亲爱的家长们您知道吗？我们希望的孩子的各种好都是建立在一个健康的宝贝的基础上的，没有健康的身体一切都是空谈，不是吗？可是往往就是这个最根本的问题都被我们忽略了，孩子有了健康的身体才有体力和精力学习和进步，孩子有了健康的身体才能长高个儿，孩子有了健康的身体将来在社会上才能应对强大的工作压力和生活节奏。

　　也许您会问，健康的身体从哪里来？让我来告诉您，来自于您每天亲手给孩子吃进去的食物，这些食物的营养搭配是否合理决定了孩子将来一生的健康，您给孩子吃食物的方式决定了孩子一生的饮食习惯，这也终将影响孩子的健康。所以，健康从哪里来，来自于您亲爱的家长们，来自于您对于孩子营养的重要性的认识上，来自于您所掌握的营养学知识中，是的，是您亲手打造了您的宝贝的体格，宝贝一生的健康就掌握在您的手里。

　　也许您还会问，现在吃什么和一生的健康有什么关系，几十年之后的事

了呀。我来回答您，国内外许多研究发现并证实儿童时期的营养，其重要性还远不止于眼前几年的生长发育，它不仅具有更深刻、更久远的影响，甚至还会影响一辈子。因为从每日的饮食中，孩子不仅要获取其正常发育所必需的营养，而且还要积累对人一生的健康至关重要的各种营养素，以保证年老时体内的营养素仍保持在一定的生理水平，来维持较好的健康状态。这是近年来有关儿童生长发育的研究（特别是纵向研究）与成年人老化进程研究相结合而产生的新概念——"营养素银行"。从这个概念上我们就看到了儿童早期营养对今后生命质量的重要性，以及偏食、挑食、厌食的危害性了。

不仅如此，我们作为大人都希望孩子将来能学有所成，至少有一技之长能养活自己，也就是说我们都希望孩子聪明，学习好。然而并不是所有孩子都表现得那么聪明伶俐，有的孩子在学习能力、记忆能力、注意力、逻辑思维能力等方面会表现出一定的欠缺，家长们在反思问题的时候往往归咎于孩子不努力，或者遗传因素导致有的孩子不够聪明。其实不尽然，许多国外研究成果表明，认知智力、注意广度（注意力耐久集中的时间长度）、专心程度、解决问题的能力、情绪反应、精神状态以及身体的协调性等方面都与饮食息息相关。

换句话说，我们给孩子精心准备的饮食会大大影响孩子的智力！

鉴于以上种种原因，我们还有理由不重视孩子的饮食吗？我们还能随随便便让孩子填饱肚子不饿就行吗？当然不可以！

也许还有家长会问，我们每天给孩子都是精心准备饮食的哦，爷爷奶奶每天都炖排骨炖鸡，姥姥姥爷每天都包饺子包包子，孩子吃得可好了，那这就没什么问题了吧？不是的，我们传统意义上的吃得好和合理营养均衡饮食还是有很大差距的，千万不要以为每天给孩子大鱼大肉、各种昂贵的零食就是吃得好了哦！只有科学合理的膳食才能带给孩子健康的体魄、优异的学习能力和一生的幸福！

1 第一章
宝宝出生

一、初生宝宝的身心特点

身长 健康的足月宝宝，出生时平均身长 50 厘米，男女宝宝有 0.2 ~ 0.5 厘米的差别。

体重 新生宝宝的体重则会有较大差别，这要根据妈妈在孕期的营养状况、身体素质等情况决定。据统计，我国新生儿的平均出生体重已达到 3500 克。宝宝在出生后一周内体重都会有正常的生理性下降，一般在出生后 2 ~ 4 天，宝宝体重可以下降 6% ~ 9%，最多不超过 10%，一般在 10 天左右恢复至出生体重，也有的晚至第三周才恢复到出生体重，但这并不影响以后的发育，父母不用过分紧张。一旦体重恢复，随着月龄及哺乳量的增加，体重会迅速增加，一般每天可增 30 克以上。

形态 新生儿颈、肩、胸、背部肌肉尚不发达，不能支撑脊柱和头部，所以新手爸爸妈妈不能竖着抱新生儿，必须用手把新生儿的头、背、臀部几点固定好，否则会造成脊柱损伤。

头围 新生儿的平均头围在 33 ~ 35 厘米之间。

食道 食道管壁柔弱易受压迫，括约肌不能紧闭，因此容易漾奶。

胃 新生儿的胃呈水平位，贲门括约肌松弛，幽门发育较好，故易出现溢奶现象。

大便 正常新生儿出生后 10 ~ 12 小时内开始排大便。有的新生儿在娩出过程中即排便。起初两天大便呈墨绿色、黑棕色，称为胎便；吃母乳后大便呈棕黄混杂的颜色；3～4天左右转为金黄色软便，呈糊状，不成形，每天3～5次。若生后24小时一直未排便，且伴有腹胀、呕吐，呕吐物为黏液或羊水，应当及早看医生，检查是不是有先天性畸形或胎便黏稠。

呼吸 新生儿以腹式呼吸为主，每分钟40～45次。

心理 研究发现，即使是初生宝宝也有丰富的心理活动。新生儿出生后，除一般神经学或反射性行为（如觅食反射、拥抱反射、吸吮反射等）外，还有适应周围环境的能力。自出生后，即有对客观发生视觉固定的能力，特别对人脸感兴趣。新生宝宝会通过喜悦或者哭闹来表达自己的情绪，对于新生宝宝来说，心理活动发育发展非常迅速。出生一个月时，宝宝有获得的满足感和舒适状态下的喜悦感，也有饥饿和不舒适时的不愉快情绪。新妈妈新爸爸们不应忽略新生宝宝的心理感受，要像与大孩子相处的方式与他/她沟通，多和他/她交流，为他/她 换尿布、吃奶、做抚触、洗澡等时都要告诉他/她你要/在做什么，让宝贝了解你的用意。这样一方面促进宝宝的智力发育，另一方面也能加深与宝宝之间的感情。

二、初生宝宝的营养需求

新生儿期的营养需求相对其他各期要高，为保证新生儿营养素的供给，减轻或避免新生儿生理性体重减轻，应注意新生儿的营养供给量。

热能 新生宝宝对于能量的需求要满足其基础代谢、活动、食物热效应、生长发育的需求，其中，新生儿基础代谢较其他时期都要高，所消耗的能量也相对较高；新生儿生长发育迅速也需要相对较高的能量。足月儿生后第1周，每日每千克体重约需250～335千焦的能量；生后第2周，每日每千克体重约需 335 ~ 420 千焦的能量；生后第 3 周及以上，每日每千克体重约需要 420 ~ 500 千焦。

蛋白质 足月新生儿每日每千克体重约需 2 ~ 3 克蛋白质。

脂肪 新生儿每天脂肪提供能量应占总热能的 45% ~ 50%，每天总需要量为 9 ~ 17 克 /100 卡。母乳中不饱和脂肪酸占 51%，其中的 75% 可被吸收，而牛乳中不饱和脂肪酸仅占 34%。

氨基酸 对婴儿来说共有 9 种必需的氨基酸，分别是：赖氨酸、精氨酸、亮氨酸、异亮氨酸、颉氨酸、甲硫氨酸、苯丙氨酸、苏氨酸、色氨酸。新生儿每天必须足够的摄入这 9 种氨基酸。

糖 新生儿每天每千克体重需要糖 12 克。母乳中的糖全为乳糖，牛乳中的糖，乳糖约占一半。

矿物质 矿物质包括宏量元素及微量元素。

矿物质元素 包括：钙、镁、铁、锌、钾、钠、硒、碘等。母乳中的钙相较于牛乳吸收率高。除铁外，母乳中的矿物质元素能够满足新生儿的需要。母乳和牛乳中的铁都不能满足婴儿的需要，但由于新生儿在胎儿期会储存一定铁在体内，这部分储存的铁能够满足婴儿出生后到 4 个月的用量，所以 4 个月内不需要额外补充铁。

维生素 健康孕妇分娩的新生儿，很少缺乏维生素，因此不需要额外补充。但如果准妈妈妊娠期维生素摄入严重不足，胎盘功能低下或早产，新生儿就有发生缺乏维生素 D、维生素 C、维生素 E 和叶酸、维生素 K 的可能性。维生素 K 缺乏，可引起新生儿自发出血症或晚发维生素 K 缺乏出血症。尤其是纯母乳喂养儿，发生的概率比较大。因此，常规上给出生后的新生儿肌注维生素 K_1 1.0 毫克是起预防作用的。出生以后的宝宝无论选用何种喂养方式，都要注意维生素 D 的补充。因为无论是人乳还是牛乳中维生素 D 的含量都不能满足宝宝的需求，而缺乏维生素 D 的婴儿会出现维生素 D 缺乏性手足搐搦症和佝偻病。为了防止此病的发生，应该从婴儿出生后两周开始给婴儿补充维生素 D，关于维生素 D 补充的知识后面还会详细介绍。

三、呱呱坠地，宝贝的第一口奶

1. 第一口奶的选择：母乳或者奶粉

"宝宝最终会断奶，有一天他会彻夜睡觉，这种高需求的育儿阶段很快就会过。宝宝在你床上的时间，在你怀里的时间，吃奶的时间在人的一生都是非常短暂的，但是那些爱与信任的记忆会持续一生"——西尔斯

还在问选择母乳喂养好还是母乳喂养好的问题吗？那我的回答是你已经彻底落伍了，你亟须学习营养知识来确保宝宝的健康了。

当然是母乳喂养好！这是毋庸置疑的，任何一个营养学家、育儿专家都会这么告诉你，只要你的身体条件允许请选择母乳喂养！

2. 母乳喂养的优点

母乳含有 0 ~ 4 个月婴儿所需的几乎全部营养，并且非常容易消化吸收，能够被婴儿机体有效利用。对于我们的小宝贝来说，他们的胃肠消化及肾脏排泄功能还没发育完全，负荷不了过量蛋白质与矿物质，而母乳则是专门为他／她量身设计的，营养最全，营养素比例最适当的食物。价格再昂贵的配方奶粉也只能努力地以母乳为榜样，但无论配方奶粉怎么努力也是比不上母乳的哦！

具体来说：

（1）母乳蛋白质中，乳蛋白和酪蛋白的比例，最适合新生儿和早产儿的

需要，保证氨基酸完全代谢，不至于积累过多的苯丙氨酸和酪氨酸。

（2）母乳中，半光氨酸和氨基牛磺酸的成分都较高，有利于新生儿脑生长，促进智力发育。

（3）母乳中不饱和脂肪酸含量较高，且易吸收，钙磷比例适宜，糖类以乳糖为主，有利于钙质吸收，总渗透压不高，不易引起坏死性小肠结肠炎。

（4）母乳能增强新生儿抗病能力，尤其是初乳和过渡乳中含有丰富的分泌型 IgA，能增强新生儿呼吸道抵抗力。母乳中溶菌素高，巨噬细胞多，可以直接灭菌。乳糖有助于乳酸杆菌、双歧杆菌生长，乳铁蛋白含量也多，能够有效地抑制大肠杆菌的生长和活性，保护肠黏膜，使黏膜免受细菌侵犯，增强胃肠道的抵抗力。

（5）增强母婴感情，使新生儿得到更多的母爱，增加安全感，有利于成年后建立良好的人际关系。在母亲哺喂宝宝时，母婴间的皮肤直接密切接触，宝宝对母亲语音的反应、应答，眼神交换，一边吸吮乳房一边抚摩母亲胸部或乳房所产生的感情、依恋，对哺乳环境的定位、认识及对环境物品功用的感受等，都是促进认知发展和加深母婴亲情、增进母子依恋的重要环节。在哺乳过程中，宝宝中枢神经系统受到不同来源、不同层次信息的刺激，其内在能动性被调动起来，这不仅为大脑—中枢神经系统提供形体发展的条件以及促使其在协调、统合等功能方面的发展，而且也使高级神经活动和心理发展有巩固的网络基础并趋于健康、完善。

（6）许多研究表明，吃母乳的新生儿，成年以后患心血管疾病、糖尿病的概率，要比未吃母乳者低。母乳喂养还是母乳喂养在生命的早期就为孩子奠定了健康的基础，显然，母乳喂养的孩子更加健康的几率要大得多。可怜天下父母心，各位（准）妈妈们，这时候的选择一定要慎重啊！

（7）母乳喂养可加快妈妈产后康复，减少子宫出血、子宫及卵巢恶性肿瘤的发生概率。许多年轻妈妈不愿意选择母乳喂养，理由是母乳喂养影响身材恢复。恰恰相反，母乳喂养对于产妇产后子宫和身材恢复都非常有益，母乳喂养甚至可减少女性患卵巢癌、乳腺癌的概率。国内外许多将母乳喂养和非母乳喂养女性对比研究发现，采用母乳喂养的女性患卵巢癌、乳腺癌的概率要显著低于非母乳喂养的女性。

（8）母乳喂养在方法上简洁、方便、及时，奶水温度适宜。一方面孩子随时随地能够吃到最可口的母乳，满足婴儿少食多餐的饮食需求。另一方面也避免了新妈妈、新爸爸们半夜起床冲奶粉的痛苦，最起码新爸爸们可以一觉睡到天亮了。

（9）母乳最干净、最安全，减少了过敏和细菌感染的可能。如前所述，母乳是妈妈精心为自己的宝贝量身定做的最干净、安全、无毒、无副作用的最佳食品。相信许多人提起著名的"三聚氰胺事件"仍然心有余悸，近年来即使是进口奶粉也不断地有各种安全问题被曝光。相比于奶粉喂养的种种担忧，选择母乳喂养的宝宝则完全不用担心安全问题，也不用担心过敏的问题，母乳是其他任何食品都不可比拟的。

因此鉴于选择母乳喂养的这种种理由，你还犹豫吗？为了孩子、为了自己请选择母乳喂养吧！

3. 第一口奶的时间：尽早开奶或产妇充分休息后开奶

"开奶"通常是指新生儿出生以后开始的第一次喂奶。尽早"开奶"好还是让产妇充分休息后"开奶"好，以往人们为了让产妇和婴儿能得到充分的休息，主张"开奶"晚些好，一般要产后 24 ~ 48 小时才给孩子喂奶；对早产儿甚至更晚一些。但近年来有不同的看法，国内外许多学者和产科、儿科医生认为，早"开奶"对母亲和婴儿都有好处。临床观察显示，产后宝宝吮吸乳头可以促进子宫收缩，减少产妇产后出血，有利于子宫恢复。新生儿强有力的吸吮是对产妇乳房最好的刺激，刺激越多越早，乳汁的分泌量也会随之逐渐增加，母乳的分泌情况也就会越好。而对婴儿来说，尽早"开奶"可使其获得初乳中大量的免疫物质，加强婴儿抵抗疾病的能力。此外，尽早"开奶"还可以防止或减少新生儿生理性体重下降、减轻婴儿生理性黄疸、避免低血糖的发生、促进母子感情。

为什么"开奶"晚了奶量就会不足甚至回奶呢？原因是婴儿吸吮乳头时，垂体受到刺激，会分泌泌乳素进而促使乳头分泌乳汁。如果产后没能及时让婴儿吸吮乳头，垂体得不到刺激便不能分泌泌乳素，时间一长就会出现回奶，婴儿在吸吮乳头也不能使垂体得到足够的刺激而分泌泌乳素。所以有很多妈妈想给宝贝喂奶，但因为开奶太晚而导致回奶，这将非常的可惜，甚至成为妈妈们的终生遗憾。

那么，"尽早"指的是多早呢？一般来讲，出生后半小时，宝宝就应该与妈妈开始第一次亲密接触了。由于新生儿出生后第一个小时是敏感期，在产后的 30 分钟内，新生儿的吸吮反射最强。经常会听到长辈说要等乳汁来了再给宝宝喂，这种观点是不科学的。刚开始乳汁的量并不多甚至是非常少的，其中还含有轻泻成分，能促使宝宝完全地排出体内的胎便。胎便是宝宝胎儿期积存在肠管中的粪便，大约在他出生后 1 ~ 2 天排出，如果不完全排出就会影响宝宝的健康。所以，要保证宝宝在出生后半小时就开始吸吮乳头。

4. 初乳有什么好处

在分娩后的 7 天内，妈妈分泌的乳汁呈淡黄色，质地较为黏稠，这就是初乳。之后 8 ~ 14 天的乳汁称为过渡乳；两周后的乳汁为成熟乳。初乳对于初生宝宝非常的珍贵。

（1）初乳中蛋白质含量高，特别是乳清蛋白质含量高，这是成熟乳不可比拟的。因为初乳中蛋白质含量比成熟乳要高 5 倍之多。

（2）初乳中维生素的含量也显著高于成熟乳，其中，维生素 B_2 的含量要高出 3 ~ 4 倍，烟酸在初乳中含量也比成熟乳高；维生素 A、维生素 C 和维生素 D 也都显著高于成熟乳。

（3）初乳中乳铁蛋白含量在母乳中最高，乳铁蛋白能够预防婴儿贫血的发生。

（4）初乳中含有的免疫活性细胞对新生宝宝防御感染及初级免疫系统的建立十分重要。

（5）初乳中溶菌酶的含量在母乳中也是最高的，溶菌酶在抗菌、避免病毒感染、维持肠道菌群正常等方面发挥重要作用。

（6）初乳中微量元素、长链多不饱和脂肪酸等营养素地比成熟乳高得多。

（7）初乳中含有大量的生长因子，其中的上皮生长因子可以促进新生儿胃肠道上皮细胞生长，促进肝脏及其他组织的上皮细胞迅速发育，还参与调节胃液的酸碱度。

（8）初乳还有通便的作用，可以清理新生儿肠道和胎便。

四、母乳喂养那些事儿

1. 初生宝宝每隔多长时间喂一次奶

我们现在主张的是"按需哺乳"，也就是说，宝宝饿了就喂奶，或者母亲的奶胀了就给婴儿喂奶。主要是因为：一是新生儿的胃容量比较小，力气小，一次吃不了多少；二是新妈妈刚开始分泌的乳汁量也不多，这就需要让宝宝多吃几次来满足他 / 她的需要咯。新妈妈们要尽快学会判断自己的宝宝饥饿时的表现,以便及时给宝贝喂食。一般情况下,新生儿每 2 小时需要喂奶一次,一天喂奶应达到 8 ~ 10 次。满月婴儿每 3 个小时喂奶一次；2 ~ 3 个月的宝宝则每 4 个小时喂奶一次。需要注意的是,妈妈们在四个月内要坚持夜间给宝宝哺乳,一些较为安静的宝宝夜间不醒并不代表不饿,妈妈们要防止宝宝低血糖。

2. 每次哺乳时间多长为宜

许多新妈妈不知道每次哺乳多长时间宝宝可以吃饱,一般情况下,正常婴儿哺乳时间是每侧乳房 10 分钟,两侧总共 20 分钟就可以了。一定要两侧乳房轮流喂奶,不要让宝宝只按着一侧吃。

3. 如何判断孩子是否饿了

最简单的办法是用干净手指头轻轻放在孩子的嘴角试试,如果孩子想要吃奶,那么他的嘴唇就会本能地咧向手指所在的那一边——说明孩子想吃奶了。

4. 如何判断宝宝是否吃饱

首先,婴儿出生 2 ~ 3 天后需要的奶量逐渐增加,一般足月正常体重的婴儿,每天需要的奶量是每公斤体重 100 ~ 150 毫升。母乳充足的情况下,每次喂奶的前 5 分钟,宝宝就能吃到这一顿的 2/3 之多,这是因为宝宝在饥饿时吃得比较快而有力。但剩下的 5 分钟也很重要,我们称之为"后奶","后奶"富含蛋白质和脂肪,营养更加丰富,也更加浓稠。宝宝在困倦时,常常吃过前奶就睡着了,但其实他 / 她还没吃饱,妈妈要轻轻抚摸宝贝的小手小脚让他 / 她醒来继续吃完再睡。所以判断宝贝是否吃饱可以从他 / 她睡的长短来判断,吃饱的情况下能够睡 3 个小时左右,如果宝宝睡觉时间短、没睡多久又哭闹,就要考虑他 / 她可能是因为没吃饱的缘故。

其次，当宝宝体重增长正常、睡眠状况良好、尿量每天在 6～7 次以上时，提示奶量充足。

再者，妈妈们也可以用体重来衡量宝贝是否吃饱，6 个月内的婴儿，如果每月体重增加在 600 克以上，则提示已经吃到了足够的奶。

5. 什么情况下不适合母乳喂养

虽然母乳对于宝宝来说是最佳食物，但在妈妈或者婴儿身体处于特殊生理状况下时也是不能选择母乳喂养的，此时如果选择母乳对于母亲和婴儿来说就会有害处。笔者为您搜集了不能进行母乳喂养的几种情况，希望对于新生妈妈有所帮助。

（1）母亲 HIV（人类免疫缺陷病毒）阳性时，不能选择母乳喂养；

（2）母亲患有仍在活动的结核病时，需要隔离母亲进行治疗且不宜进行母乳喂养；

（3）母亲患有肝炎、性病、恶性肿瘤不宜进行母乳喂养；

（4）母亲吸烟、酗酒或吸食毒品均不能选择母乳喂养；

（5）母亲感冒高热要暂停母乳喂养，等感冒治愈再继续；

（6）母亲服用某些药物时，要咨询医生后再决定是否进行母乳喂养；

（7）婴儿如体内缺乏一种酶而导致不能完全代谢乳汁中的乳糖，这种疾病称为半乳糖血症，会导致乳糖代谢的中间产物堆积在婴儿体内，影响婴儿神经中枢的发育，造成婴儿智力低下、白内障等。这种情况下是绝对不能母乳喂养的，一旦发现新生儿拒乳、严重呕吐等现象应及时到医院就诊。一旦怀疑或确诊为半乳糖血症不仅应停止母乳喂养，而且其他奶类食品也不能给婴儿喂食，要选择专门针对半乳糖血症婴儿的大豆类食品。

（8）婴儿患有苯丙酮尿症、枫糖尿症等先天性疾病时，也不能选择母乳。

一旦确诊应选择不含苯丙氨酸的特制奶粉喂养婴儿。

（9）母亲或婴儿患有疾病时，选择母乳喂养与否应当咨询专业医生的建议。

五、要给最亲爱的宝贝质量最高、最充足的母乳

可怜天下父母心，每一个新妈妈都希望给孩子最好的照顾，选择母乳喂养的妈妈常常为自己的奶水是否充足、是否有足够的营养而担心。这里介绍一些新妈妈们最关心的话题，一定会对你有所帮助。

1. 如何判断奶量是否充足

母亲奶量充足时，乳房胀满，婴儿吃奶有力，每次哺乳均能听到几次到几十次的咽奶声；哺乳后，婴儿能安静入睡或玩耍；婴儿每天大便2～3次，呈金黄色，稠粥样；婴儿体重逐渐增加，发育情况良好。反之，如果母亲乳房不能胀满，乳汁稀薄，每次哺乳已超过30分钟而婴儿仍频繁吸吮，或无其他原因婴儿不能安睡，经常啼哭，婴儿体重不增加或增加不明显，大便量少等，都表明了母乳不足。

2. 哺乳期妈妈的营养需求

哺乳期乳母的生理特点主要表现为基础代谢率高，为保证自身机体的恢复和哺乳的顺利完成，一般基础代谢率比未哺乳妇女高20%，为了保证分泌优质的乳汁，母体对能量、优质蛋白质、无机盐、维生素和水的需求均相应增加。母乳是任何食物都不能比拟的婴儿最理想的天然食品，其质量的优劣、成分的好坏，完全取决于母体的健康和营养状况。因此，如何科学合理地安

排乳母的膳食对于授乳母亲和婴儿来说，都是至关重要的。

（1）增加热能摄入量

乳母的营养素除要满足乳母自身的能量代谢需求外，还要供给分泌乳汁过程消耗的能量和乳汁本身所含的能量，在正常怀孕条件下，孕期储存的脂肪可为泌乳提供约三分之一的能量，另外的三分之二则需要由乳母的膳食提供。中国营养学会建议乳母每日能量推荐摄入量应为在原来的基础上增加500千卡，其中最好有100千卡来自蛋白质。乳母摄入的能量是否充足，可根据母乳的量和母亲的体重来判断。

（2）补充优质蛋白质

乳母的蛋白质营养状况对泌乳有很大的影响。如果膳食中蛋白质的质和量不理想，可使乳汁的分泌量减少，并影响到乳汁中蛋白质的氨基酸组成，不利于婴儿的生长发育。乳母应每日增加蛋白质15克，达到每日85克，其中一部分应为优质蛋白质。某些富含蛋白质的食物，如牛肉、鸡蛋、肝和肾等，有促进泌乳的作用。

（3）摄入充足的脂肪

人乳汁中脂肪含量变化很大，宝宝吸吮活动可使乳汁中脂肪含量增加，膳食中热能、蛋白质、脂肪高低也影响到乳中脂肪含量，当乳母的能量摄入和消耗相等时，乳汁中的脂肪酸组成与膳食脂肪酸的组成相近。乳汁中的脂类，尤其是不饱和脂肪酸，与婴儿的脑发育有密切关系。例如DHA对中枢神经的发育就特别重要。

（4）保证无机盐的供给

如果乳母膳食钙的摄入量不能满足需要，就会动用母体骨骼中的钙用于维持乳汁中的钙水平。乳母可因缺钙而患骨质软化症，常常出现腰腿酸痛、腿脚抽筋现象。乳母膳食钙参考摄入量为每日1200毫克。建议每日饮奶至少250毫升，以补充约300毫克的优质钙，摄入100克左右的豆制品和其他富钙食物，可获得100毫克的钙。也可在保健医生的指导下补充适量的钙剂。此外可以多晒太阳或服用鱼肝油等，因为适量的维生素D对促进钙的吸收也很重要。母乳中的铁含量很低，增加膳食中铁的含量虽然可升高乳母血清铁水平，但对乳汁中铁含量的影响不明显。但为防止乳母发生贫血，膳食中应多供给富含铁的食物，如红肉类、动物内脏等。

（5）摄入充足维生素

乳母膳食中各种维生素必须相应增加，以维持乳母健康，促进乳汁分泌；保证乳汁中营养成分稳定，满足婴儿的需要，脂溶性维生素中，只有维生素A能少量通过乳腺，但膳食中维生素A转移到乳汁中的数量有一定限度，乳母即便摄入大量的维生素A，也不能使乳汁中含量按比例增加。维生素D几乎完全不能通过乳腺，故乳汁中维生素D的含量很低。婴儿必须多晒太阳，补充维生素D制剂。水溶性维生素恰恰相反，大多能自由通过乳腺，只要乳母膳食中注意补充，婴儿的需要也能得到满足乳母饮食安排。

（6）充足的水分摄入

乳母每天应多喝水和多吃流质的食物如汤、各种粥等，以补充乳汁中丢失的水分，并保证乳汁质量。尤其是汤汁的供给，如鸡、鸭、鱼、肉汤或豆类及其制品和蔬菜制成的菜汤，量根据乳汁的多少调整。

（7）保证优质蛋白质的摄入

乳母每天食物的蛋白质应保证三分之一以上来自动物性食品。素食者或经济条件有限者可选择豆类制品或花生等坚果类食品补充。

（8）膳食多样化

乳母吃的食物应该尽量做到种类齐全，不要偏食，以保证能够摄入足够的营养素，主食粗细搭配，副食尽量多样化。

（9）重视蔬菜和水果的摄入

新鲜蔬菜、水果中含有丰富的水分、多种维生素、纤维素等，可通便预防便秘，促进乳汁分泌，是其他食物不能代替的。

（10）有些食物不宜多吃

要少吃盐、腌制食品、刺激性大的食品以及被污染的食品。乳母吸烟、饮酒、喝咖啡或长期服用某些药物，可通过乳汁影响婴儿的健康。另外应避免吃一些会抑制乳汁分泌的食物：如麦芽水、人参、韭菜等。

（11）乳母一日的膳食构成

米、面主粮 400 ~ 500 克

豆类及豆制品 100 克

蛋类 100 ~ 150 克（2 ~ 3 个）

蔬菜水果 500 ~ 750 克

牛奶 250 克

动物性食品（肉、禽、鱼等）150 ~ 200 克

动物内脏 50 ~ 100 克（每周）

六、母乳喂养应坚持到什么时候

许多妈妈非常关心母乳喂养坚持到孩子多大合适，我国传统上一般孩子

满一岁家长就着手给孩子断奶了。其实根据世界卫生组织建议，母乳喂养可以持续到孩子一岁半最好到孩子 2 两岁再断奶。

七、那些年，关于母乳喂养的误区

误区一　初乳不能给宝宝吃

最可惜的是许多新妈妈从老辈人那里听说宝宝出生头几天的母乳是不能吃的，其实刚开始妈妈分泌的乳汁叫作初乳，初乳的营养价值是最高的，整个哺乳阶段最珍贵的就要数宝宝出生后 5 ~ 7 天内的乳汁了，我们称为"初乳"，它色黄质稠，量少。有些妈妈认为这种奶脏而将它丢掉，这实在太可惜了。因为，人初乳与成熟乳比较含脂肪量少，但含蛋白质，脂溶性生活素，无机质高。初乳中的免疫球蛋白，正是娇嫩的小婴儿所需要的最佳保护物质，它能保护宝宝免受细菌和病毒的感染。此外，初乳中还含有大量的抗体和白细胞，是新生儿抵抗各种疾病的保护伞。初乳中含有新生儿不可缺少的铁、铜、锌等微量元素，这对新生儿的营养和健康成长是十分有益的，所以初乳具有营养和免疫的双重作用。初乳分泌量虽然少，但对正常宝宝来说是非常珍贵且足够保护他 / 她免受细菌和病毒伤害的。因此，这么好的食物即使不准备母乳喂养也一定要提供给孩子哦！

误区二　喂母乳乳房会下垂

许多年轻妈妈们非常担心哺乳会不会导致乳房下垂，实际上哺乳并非是乳房下垂的真正原因，相反，母乳喂养对于妈妈产后身材恢复有很好的促进作用。而乳房下垂与人体组织自然老化、皮下脂肪减少、乳房护理不得当等多种因素有关。哺乳的过程能够帮助妈妈消耗掉孕期储存的脂肪，并且哺乳能够促进母体催产素的分泌，催产素会增强乳房悬韧带的弹性。

一般来讲，女性在生育之前的激素水平恒定，乳房能保持固定形态。经历了怀孕、生产过程后，尤其是在孕期乳房会继续发育变大，这一变化在产后如果护理不当是容易引起松弛下垂的。因此女性在怀孕后就应该注意乳房的护理，可以采用宽带乳罩支撑乳房，同时注意按摩来减少发生乳房下垂的可能性。产后喂奶时也要做好胸部保健，注意双侧乳房轮流喂奶、哺乳后精心按摩护理，这样基本上就不用太担心乳房下垂了。

误区三　母乳半年后就没有什么营养了

新妈妈们经常会听到过来人的"经验之谈"，说母乳 6 个月后就没有什么营养了，也有人说一年以后就没有营养了。其实母乳对于宝宝来说一直都是营养价值非常高的食物，只是随着宝宝的长大，他或她需要的营养越来越多。母乳只能满足他或她 4 ~ 6 个月以内的全部营养，宝宝半岁以后就不能完全依靠母乳来维持他或她快速的生长发育了，这时应该添加辅食来满足他或她的需要。也就是说，宝宝在不同的生长阶段，他或她的营养需求一直在变化，母乳是根据宝宝身体的需求产生的，宝宝的需求在变，母乳也在变。

妈妈们会发现，最初的三四个月里，奶水会比较浓和白，以后逐渐地奶水就不那么浓了，看上去稀了。所以很多人认为这时奶水里营养成分就降低了，其实，宝宝在前四个多月生长发育速度最快，母乳里脂肪含量也最高，因此使得奶水显得特别白、浓。宝宝一岁以后，生长速度不像以前那么快，母乳就会随着他或她的生长发育的需要做出相应的调整。母乳就像妈妈专门为宝宝量身定制的分阶段"配方奶"，没有比妈妈的身体更了解宝宝的了，所以母乳无论什么时候都是最适合宝宝成长的最佳食物。只不过为了让宝宝营养更全面、饮食种类更加丰富，应逐渐过渡到正常饮食并培养良好的饮食习惯，在宝宝4～6个月的时候我们就必须要为宝宝添加辅助食品了，这和母乳喂养并不冲突。

误区四 宝宝一岁之内光吃母乳就行了

也许有人会说现在有这种想法的人太少了吧，但是令人遗憾的是我就认识这样的妈妈。她一直自己带着孩子，平时见面不多，但知道她的宝宝长得又小又瘦，这位妈妈非常辛苦一个人带孩子，没有老人帮忙，老公工作又很忙。有一天楼下遇到聊天时才知道她到孩子八个月时才正式给孩子添加辅食，之前以母乳加奶粉为主，她的观点是："既然母乳是营养价值最高的食物了，那肯定其中的营养素就已经很全面了，就不需要再给孩子额外吃什么东西了。"这时我才知道她家宝宝长得又小又瘦的原因，而此时当她醒悟过来时，宝宝已经不可能再重新长一遍了，在这期间孩子营养素的缺乏对孩子的影响也许会是终生的。

误区五 宝贝出生后先喂糖水

常常看到许多待产妈妈为了迎接小生命的到来做足各种准备，琳琅满目的待产包里就有葡萄糖的身影。妈妈们是担心产后母乳下不来宝宝会饿，所以很多人会在宝宝出生后先喂糖水，或者在两次哺乳间给宝宝喂糖水。其实这种做法对正常足月新生儿来说大可不必。因为如果选择母乳喂养，在尽早开奶的前提下，母乳中的水分足以满足新生儿的需要。如果给新生儿先喂糖水而不是母乳的话，糖水在小婴儿的胃肠道里会影响他或她的食欲。宝宝对于吸吮妈妈的乳头就不会那么卖力，而乳头若得不到足够的刺激，母乳分泌也会减少。

此外，给新生儿喂食糖水，会损伤肠黏膜，糖发酵后产生大量气体造成肠腔充气，易患腹胀、腹泻、呕吐、消化不良等疾病，以至发生营养不良甚至增加患坏死性小肠炎的危险。

误区六　运动后接着喂奶

很多心急的妈妈为了尽快恢复身材，在哺乳期就参加较大强度的体育锻炼以达到减肥的目的，这样就不可避免地会在运动后短时间内给宝宝喂奶。我们知道，人在运动后尤其是在中等以上强度的运动后体内会产生大量乳酸，而乳酸会潴留在血液中，会使乳汁味道发生变化。宝宝察觉到这种变化就会不爱吃，所以，哺乳期的妈妈们尽量参加强度较小的温和运动，运动结束后要休息至少半小时再给宝宝喂奶，休息期间要多喝水。

八、关于母乳喂养的特别提醒

因为各种原因不能选择母乳喂养的情况也很常见，此时，妈妈们就要选择配方奶或代乳品来喂养小宝宝了，这种非母乳喂养婴儿的方法称为母乳喂养。

那么没有母乳的情况下应该怎样合理安排宝贝的饮食呢？

1. 不能母乳喂养时，新生宝宝第一口吃什么

在没有母乳的情况下，配方乳喂养是较好的选择，特别是母乳化的配方乳。市场上配方乳种类繁多，应选择"品"有保证的配方乳。有些配方乳中强化了钙、铁、维生素 D，在调配配方乳时一定要仔细阅读说明，不能随意冲调。婴儿虽有一定的消化能力，但调配过浓增加他消化的负担，冲调过稀则会影响婴儿的生长发育。

配方奶粉一般分两大类，普通婴儿配方奶粉和特殊婴儿配方奶粉。

（1）普通婴儿配方奶粉

① 以牛乳制成，适合健康的初生婴儿。

② 提供婴儿每日所需的营养。

③ 六个月或以上的婴儿，可继续饮用婴儿配方，无须转用较大婴儿配方。

④ 不同牌子的成分大致相同。若没有特别原因，则无须转用其他品牌的奶粉。

（2）特殊配方奶粉

① 专为有特别健康需要的婴儿设计。

② 家长必须遵医嘱使用。例如：喂养乳糖不耐症的婴儿，可使用"无乳糖配方"或"豆奶配方"。豆奶配方因不含动物成分，也适合完全素食的家长选用。而"水解蛋白质配方"则适合不能适应牛乳蛋白的婴儿。

2. 母乳喂养需要做哪些做准备

选择母乳喂养需要准备奶瓶、奶嘴以及清洗消毒工具。

奶嘴有橡胶和硅胶两种。橡胶奶嘴是一种天然柔软的材料，能让宝宝感觉到奶的温度，就像母乳喂养时的感觉。缺点是使用一段时间后容易变形，

需及时更换。而硅胶奶嘴不易变形、不易受潮、易于清洗，但是不易传热。奶嘴也分大小号，通常小号适合 0 ～ 4 个月宝宝，中号适合宝宝 4 个月到断期间使用，还有大号奶嘴。奶嘴不同的孔型决定奶的流速，要根据说明书购买。一般我们不主张自行开孔或扩大，因为这样容易因奶嘴孔过大造成宝宝呛奶。

奶瓶刷必须为专用的，更容易清洗。奶瓶刷也分两种，大号刷奶瓶，小号刷奶瓶的螺丝口和奶嘴。

还要有一把专门的剪刀用来打开奶粉袋或者奶盒，剪刀也要注意经常消毒。

带宝宝外出，还要准备冰包、温奶器或奶瓶保温桶。

所有的工具都要保证消毒，一般有以下几种消毒方式：

① 消毒用品在宝宝刚出生的几个月里，他的免疫系统尚未发育完全，容易被细菌感染。母乳喂养时，奶瓶奶嘴的消毒是非常重要的环节。可以采用冷水消毒、微波炉消毒或者传统的煮沸消毒。

② 冷水消毒：有较大的专用容器放置宝宝的喂奶用具，只需加入清水和婴儿用品专用消毒液。通常 30 分钟消毒在 24 小时内持续有效。

③ 蒸汽消毒：电子蒸汽消毒器操作简单，几分钟便可以为一组奶瓶消毒，消毒完毕会自动关闭。不过打开消毒器后应马上使用奶瓶，或者将奶瓶存放于冰箱内。如果消毒器打开时间过长，会使消毒无效。

④ 微波炉消毒：将喂奶用具放入专用的微波炉消毒盒，用微波炉消毒、方便、清洁、快速地消毒宝宝奶瓶。

⑤ 煮沸消毒：洗净每样东西后放在锅里煮沸 25 分钟，注意将每一样东西都浸没在水中。

3. 如何冲调奶粉

依以下步骤冲调奶粉，并立即喂食刚冲调好的配方奶，将受细菌感染的机会减至最低。

① 煮沸新鲜的自来水。如果使用自动电热壶，应等到壶断电为止。

② 用洗手液和水洗手，并用干净布或纸巾抹干。

③ 倒出剩余在奶瓶和奶嘴的水；如果使用化学消毒剂，先用已煮沸的开水冲洗奶瓶。

④ 将适量及温度不低于70℃的热开水注入已消毒的奶瓶。电热水煲煮沸的水，放置于室温不超过30分钟，一般也能达到这个温度。

⑤ 按奶粉罐上的指示，加入准确份量的奶粉。如加入奶粉多于指示，可引起婴儿脱水；少于指示，婴儿则得不到足够的养分，影响生长。

⑥ 量奶粉时，必须使用附在罐内的量匙；先盛满量匙，再用清洁的刀背刮平，切勿压挤奶粉。

⑦ 装上奶嘴、奶瓶盖等组件，轻轻摇晃或转动至奶粉彻底溶化。

⑧ 把奶瓶下半部放于流动的自来水冲，或放入装有冷水的容器，令配方奶迅速降温至合适喂哺的温度。用来冷却的水，不应触及奶瓶上端。

⑨ 抹干奶瓶，喂食前须测试奶的温度，以免烫伤婴儿口腔。

⑩ 冲调好的配方奶应尽快饮用，若两小时内还未用完，必须弃掉。

⑪ 不同的矿泉水所含的矿物质成分各有不同，有些可能不适合婴儿食用，所以不建议用矿泉水来冲调奶粉。

4. 怎样储存已冲调的奶

① 配方奶粉并不是绝对无菌的制成品，最好每餐冲调后即时饮用。

② 冲调好的奶，在室温下，须于两小时内饮用完毕。

③ 如需要预先冲调配方奶，应将冲调好的配方奶尽快冷却，立即放在4℃以下的冰柜内储存。

④ 配方奶存放在冰柜内不应超过 24 小时，逾时未用的必须弃掉。

⑤ 使用时，放入盛了热水的容器中重新加热（水位不应触及奶瓶上端），加热时间不应超过 15 分钟。期间不时摇动奶瓶确保平均加热。重新加热的奶应在两小时内饮用完毕，否则弃掉。

⑥ 切勿使用微波炉加热，配方奶可能被加热得不均匀而烫伤婴儿。

5. 怎样使用奶瓶喂哺婴儿

喂奶前，应彻底洗净双手。然后，

① 把数滴已暖的奶滴在手腕上测试温度。

② 把婴儿抱在怀中，婴儿头部的位置应较其他身体部位为高。

③ 奶瓶向下斜放，把奶嘴轻碰婴儿的嘴部，婴儿便会转过来吮着奶嘴。

④ 保持奶瓶位置，让向下的奶嘴盛满奶，可减少空气的进入。

⑤ 婴儿有饱的迹象便应停止喂奶（如吸吮转慢或没有兴趣再吮及张开口把头转开去）。

⑥ 留意婴儿吸吮的速度及所需的气力；若婴儿需要用力吸吮，可能是奶嘴孔太小。相反，婴儿吸吮过快，奶嘴孔可能太大；如奶嘴孔大小适中，但婴儿仍有吸吮问题，请向医护人员咨询。

✿ 家长须注意

● 不要强迫婴儿喝完瓶内的奶，吃剩的奶亦应弃掉。

● 切勿把奶瓶垫高让婴儿独自吃奶，这样可能会引致呛哽，甚至有窒息的危险。

● 不要让婴儿含着奶瓶入睡，以免引致严重蛀牙。

6. 母乳喂养的宝宝需要补充温开水

新生儿通过体表和呼吸蒸发的水量比较多，再加上肾脏的浓缩能力差，排泄产物需要的水分也比较多，每天必须补充足够的水，才能满足正常的生理需要。母乳中含有大量的水分，能够很好地满足宝宝的需要，所以母乳喂养的宝宝一般不需要特别补充水分。而母乳喂养的宝宝一定要注意喂水，因为牛奶中的蛋白质80%以上是酪蛋白，分子量大，不易消化，牛奶中的乳糖含量较人乳少，这些都是容易导致便秘的原因，给孩子补充水分有利于缓解便秘。另外，牛奶中含钙磷等矿物盐较多，大约是人乳的2倍，过多的矿物盐和蛋白质的代谢产物从肾脏排出体外，需要水的参与才能够完成。

此外，婴儿期是身体生长最迅速的时期，组织细胞增长时要蓄积水分。婴儿期也是体内新陈代谢旺盛阶段，排出废物较多，而肾脏的浓缩能力差，所以尿量和排泄次数都多，需要的水分也多。

一般来说，新生儿每天需要喂3～4次水。1周内的宝宝每次要喂30毫升左右，第2周的宝宝每次要喂45毫升左右的水。到满月时，每次则要给宝宝喂50～60毫升的水。给宝宝喂水还要注意以下几点：

① 不能给新生宝宝喂甜水。

② 不要给宝宝喝冰水。

③ 最好给宝宝喝白开水，不要给宝宝喝饮料。

④ 饭前不要给宝宝喂水。

⑤ 睡前不要给宝宝喂水。

7. 那些年关于母乳喂养我们的误区

（1）误区一 鲜牛奶好

婴儿断掉母乳后，有些妈咪直接开始给婴儿喝鲜牛奶，这样其实对婴儿的健康非常不利。

① 婴幼儿的胃肠道、肾脏等系统发育尚不成熟，给婴儿喝鲜奶会产生很多危害，首先，鲜奶中的钙磷比例不合适，含量较高的磷会影响钙的吸收，而高含量的酪蛋白，遇到胃酸后容易凝结成块，也不容易被胃肠道吸收。

② 鲜奶中的乳糖主要是 α 型乳糖，会抑制双歧杆菌，并促进大肠杆菌的生成，容易诱发婴儿发生胃肠道疾病。同时，鲜奶中的矿物质会加重肾脏负担，使婴儿出现慢性脱水、大便干燥、上火等症状。

③ 鲜奶中的脂肪主要是动物性饱和脂肪，会刺激婴儿柔弱的肠道，使肠道发生慢性隐性失血，引起贫血，鲜奶中还缺乏脑发育所需的多不饱和脂肪酸，不利于婴儿大脑的发育。提醒一点，如果条件许可配方奶粉可以一直喝，只要注意选择适合婴儿年龄的配方奶粉即可。

（2）误区二　奶粉越贵越好

如果仔细研究一下各种奶粉的配方成分表，很容易就会发现，其实从奶粉的配方角度来讲，其中的营养成分无非就是那些，同类产品的价格都不应该相差很多。

但有些奶粉制造企业会利用妈咪们的消费心态，故意炒作价格，所以妈咪们选择的时候要擦亮眼睛。一般来说，进口奶粉相对要贵一些，但并不说明它们的质量就一定优于同类的国内奶粉。进口奶粉之所以贵，是因为要额外分担销售、运输、异地开启市场等费用和关税，而国产奶粉是据国情、人民生活水平与各类食品的比价，并延续以前国家统一的定价，所以价格相对较低。

（3）误区三　成分配比

不必过于关注奶粉中包含多少营养成分。市场上的配方奶粉，不管是国产的还是进口的，只要是喂养 1 岁内婴儿的，各种奶粉中含有的营养成分都大致与母乳接近。虽然，有些品牌的奶粉中强化了某些营养成分，但对于婴儿来说，增加的营养成分并没有对他们有什么效果。因为，除了喝奶以外，6 个月以上的婴儿还要吃辅食，许多营养成分在辅食中一样可以得到补充。由此可见，父母在选购时，不必只是为了某一两种营养成分而精挑细选了，更重要的是为婴儿选择那些质量可靠的厂商生产的配方奶粉。

再者，来自海外的奶粉多为根据西方人的体质特点而设计，配方未达到本土化。纵然个别成分技术领先，却未必适合中国婴儿的体质。

（4）误区四　香浓的好

奶粉原本淡香、无特殊气味。由于中国人饮食讲究色、香、味，因此生产商就有意识地在奶粉中添加一些香兰素、奶香精等芳香物质，使其冲饮时香气扑鼻，以增强人的食欲。但芳香物质仅能改变奶粉的口感，并不能增加奶粉的营养。所以，奶粉不能仅以味道是否香浓来论其好坏。

（5）误区五　速溶的好

奶粉速溶度高确实可以省事，但这只是奶粉的一项外在感官指标，并不代表奶粉有更好的营养成分，尤其是配方奶粉。因为，配方奶粉是奶粉、乳清粉、奶油粉、微量元素等诸多原料混合而成的，而实际上这些原料的质地、多寡、配比，才是决定奶粉质量的关键因素。

（6）误区六　钙量高好

专家解误：其实各厂家的配方奶粉原料牛奶本身的含钙量差别并不大，但有些厂家为了寻找卖点，在天然牛奶当中加进了化学钙，人为提高了产品的含钙量，但过多的化学钙并不能被人体所吸收利用，反而会使大便变得坚硬，难以排出，久而久之还容易在人体中沉淀，甚至造成结石。

（7）误区七　加糖败火

许多父母认为喝奶粉婴儿容易上火，总是要加一些糖"败火"。有的甚至一勺奶粉就要配一勺糖，这种做法是不对的。按照配方奶粉的成分，饮用时并不需要另外加糖。如果加糖过多，会导致营养搭配不合理，造成婴儿体内高糖，容易导致婴儿肥胖。

（8）误区八　奶粉就够

母乳或奶粉虽能为婴儿提供生长发育所需要的大部分营养，但它还是满足不了婴儿的全部营养需求。如果不及时增添辅食，就会引起一些营养素缺乏，如贫血、缺锌等。因此，一定要按月龄为婴儿添加辅食。4个月开始逐渐加蛋黄；5个月大的时候喂菜泥；6个月喂鱼泥；8个月喂碎豆腐、动物血和肝泥。这些辅食的添加，能满足婴儿身体的快速生长发育。

（9）误区九　配方奶粉不分阶段喂给婴儿

其实，较大婴儿配方并不适合六个月以下的婴儿饮用，因较大婴儿配方对初生婴儿尚未成熟的肾脏会造成负荷，亦可能引致脱水、肠胃炎或脑部受损的情况。

（10）误区十　母乳喂养会影响孩子的智力发育

其实，只要合理喂养，并不会影响宝宝的智力发育。智力的发育除了先天的遗传，更多的是后天的培养，包括宝宝的生活与学习环境，以及父母的教育方式等才是更重要的方面。所以家长不要过于担心，只是母乳喂养要注意卫生，同时选择好适合的奶粉。对于现在频出的奶粉事件，家长在购买奶粉时要做出慎重选择。

九、1~2个月的宝宝喂养

宝宝一个月过后,吮吸能力大大加强,对外界环境的适应能力也逐渐增强,在喂养上无论是采用母乳喂养还是母乳喂养,都比新生儿时期顺利得多。

（1）母乳喂养

这个月里，如果母乳很好，哺乳次数应逐渐稳定，只要每周体重能增加150 ~ 200 克，说明喂养效果很理想；如果每周宝宝的体重增长都超过了 250 克，就可能是吃奶过多，需要酌情减喂。如果每周体重增加不足 100 克，说明母乳不够，此时宝宝会经常哭闹，需要适当增喂一次配方奶。时间最好安排在妈妈下奶量最少的时候单独加一次，每次加 120 毫升。如果加奶后，妈妈得到适当休息，母乳分泌量增加，或者宝宝夜间啼哭减少了，就可以这样坚持下去。如果加喂一次奶后，仍未改变宝宝夜间因饥饿啼哭，而母乳又不多，那就把夜间 10 ~ 11 点妈妈临睡前的一次哺乳改为喂配方奶，以保证妈妈的夜间休息。总之,增加一次或是两次配方奶,都应根据宝宝的体重来决定。此外，在这个月里妈妈还要注意保护乳头，不要让宝宝在一侧乳头上连续吮吸 15 分钟以上。保持乳头清洁，防止宝宝过分吮吸将乳头吸伤，而使细菌侵入导致乳腺炎。

（2）母乳喂养的宝宝

一般的标准，出生时体重为 3 ~ 3.5 千克的宝宝，在 1 ~ 2 个月期间，每天以吃 800 ~ 1000 毫升左右的牛奶为宜，每天分 7 次吃，每次 100 ~ 200 毫升，如果吃 6 次，每次吃 140 毫升。最好不要超过 150 毫升，否则会加重肾脏、消化器官的负担。

十、2~4个月宝宝喂养

（1）体格发育

宝宝的身长平均每月增长 3 ~ 3.5 厘米，到第 4 个月时几乎会累积增长 10 ~ 12 厘米。宝宝的体重增长很快，每周增重 180 ~ 200 克，每月增长 700 ~ 800 克。许多宝宝到第 4 个月末时体重可达出生时的两倍。同时，皮下脂肪越来越发达。头围和胸围：出生时头围为 34 厘米，前 4 个月几乎每月增长 1 ~ 1.5 厘米；胸围在出生时比头围小 1 ~ 2 厘米，到第 4 个月末时胸围与头围基本相等。

（2）心脏发育

心脏的发育已近完全，胎儿期的心脏开孔已封闭，肺动脉和大动脉的接孔亦已堵塞。如果宝宝患有先天性心脏病，很容易就能检查出来。

（3）味觉发育

能逐渐分辨母乳的味道，因此，如突然改喝奶粉，有时会坚持不喝，这表示味觉已有长足的进展，所以要让宝宝改喝奶粉，必须循序渐进。

（4）肾脏功能

肾脏功能还不完善，为了促进体内代谢旺盛，母乳喂养的宝宝应多喂白开水，且不要给宝宝饮过浓的牛奶。

（5）排泄功能

大小便的次数减少，大致说来，大便从每天 6 次开始逐渐减少。宝宝所有的条件反射都在出生后 30 ~ 40 天之间出现。这时，可利用适当的条件刺激，使宝宝建立起定时大小便的条件反射。

（6）手部动作

手部的运动逐渐灵活，多喜欢吸吮手指；眼睛、手、口已逐渐协调；喝牛奶时，可以逐渐从用奶瓶过渡到用杯子；喝水时，宝宝会以手部支撑。此时期的宝宝还无法单独支撑奶瓶或杯子，不过已经可以看到相关的动作。

心理特点：这几个月宝宝的心理变化十分明显，爸爸妈妈通过和宝宝交流可以体会到宝宝成长的乐趣。宝宝第 1 个月所具有的心理特征与新生儿时期是一样的。2 个月的宝宝喜欢被抱起来与其谈话、逗笑，甜、酸、苦常用微笑、皱鼻、伸舌或挣扎等动作来表示，对及时、反复的视听刺激有初步的记忆能力。宝宝在高兴时，会用一系列的反应表示自己的快乐，脸上会出现笑容，发出"咯咯"的声音，两只小手向上举，两脚来回蹬。3 个月宝宝的情绪处于良好的状态，他明显地比以前爱笑了。当他看见妈妈时，脸上会露出微笑，并且还会高兴得手舞足蹈，这时候的宝宝明确表现出对妈妈的偏爱；当吃饱喝足的时候，会独自在一旁哼哼作响，显得非常满足；喜欢摇晃、注视自己的手，喜欢用手触摸玩具，更喜欢用口"探索"物体，这个月的宝宝基本上会翻身了。4 个月的宝宝听到妈妈或熟悉的人说话的声音就兴奋，不仅仅是微笑，有时还会大声笑。能够辨认出妈妈了，用手舞足蹈和其他的动作表示愉快的心情，开始出现恐惧或不愉快的情绪。

💗 **小贴士**

1. 新妈妈如何避免产后抑郁

许多新妈妈都或多或少有些产后抑郁，最突出的表现是持久的情绪低落，表现为表情阴郁，无精打采、困倦、易流泪和哭泣。

许多妈妈形容自己情绪波动大、敏感、爱小题大做甚至变得不可理喻。

产后抑郁症的发病率在15%～30%。产后抑郁症通常在6周内发病,可在3～6个月自行恢复,但严重的也可持续1～2年,再次妊娠则有20%～30%的复发率。但是,你知道吗?抑郁的心情会使你的奶水变少、质量下降哦!这是因为,哺乳期营养固然重要,但是妈妈的心情也是非常重要的。处于哺乳期的妈妈心情郁结时,容易造成肝郁气滞,甚至产生血瘀,使得奶水量少。在这种情况下,妈妈的气血受到影响,使得奶水的质量也发生了变化。而宝宝喝了妈妈的"热奶",心跳也会随着加快,变得烦躁不安,甚至夜里睡觉不宁、喜哭闹,并伴有消化功能紊乱等症状。所以,各位新妈妈们为了宝宝要尽量努力让自己摆脱产后抑郁的阴影,可以多听听音乐、增加户外活动、晒晒太阳、适当运动,放轻松。愉悦的心情会通过你的肢体、眼神、语气和母乳传递给你的宝宝,这样,宝宝也会沐浴在轻松愉悦的环境和心情当中,自然这种状态下的宝宝就会更加健康快乐。

2. 正确的喂哺姿势很重要

新妈妈们在最初给宝宝喂奶时也许是最累的事了,因为没有找到合适的喂奶姿势搞得自己手忙脚乱、筋疲力尽,孩子也不舒服。其实对于女人来说,给宝宝喂奶的过程即使在断奶后想起来都能感觉到那种温馨洋溢在妈妈和宝宝周围的幸福,这是我们作为妈妈无论什么时候想起来都会嘴角露出微笑的时刻。这样珍贵的过程妈妈们可一定要提前做好准备,争取轻松上阵。在宝宝出生后的头几个星期里,给他喂奶可是一件令人生畏的事情,下面的这些建议也许能让新妈妈轻松上阵,哺育一个健康、可爱的宝宝。

(1)找一个舒服的姿势——端坐或是躺倒,把宝宝抱在胸前或是让宝宝睡在自己身边。宝宝的整个身体都应该面向妈妈,而不只是头部。如果需要的话可以用枕头支撑自己的胳膊、背部或是支撑宝宝(一定要确保枕头不会妨碍宝宝的呼吸）。

（2）不要理会周围的干扰，专心致志地感受紧贴着你胸部的宝宝的嫩嫩的脸蛋儿。如果宝宝没有立刻吮吸，妈妈可以用手指或乳头轻碰宝宝的脸吸引他产生吸奶的反应。

（3）帮助宝宝用正确的姿势吮吸。宝宝应该含住包括乳晕在内的整个乳头。一些宝宝可能得学上一阵才能做到这一点，但这个步骤很关键，因为如果宝宝吮吸的方法不对，乳头很快就会感到疼痛。帮助宝宝把乳头衔在嘴中央，衔住的乳晕越多越好。如果有必要的话，把乳房压低一些，为宝宝提供足够的呼吸空间。

（4）喂奶的时候随时调整自己和宝宝的姿势。你越放松，喂奶的过程就越顺利。

（5）刚开始的时候，每个乳头轮流让宝宝吸5分钟。接下来的几天内，逐渐延长到每个乳头吸10～15分钟。每次喂奶时间的长短取决于宝宝的胃口，不要强迫宝宝吃或者不吃。通过体重的增长情况就能知道宝宝的营养是否充足，另一个方便的检验办法是记录更换尿布的频率——新生儿在头六个星期之内，每天应该至少尿湿6～8片尿布，有2～5次甚至更多的大便。两个月以后的婴儿大小便的频率会减少，但是量仍然保持。

（6）妈妈只需把手指伸到宝宝的嘴巴和自己的乳头之间就能阻止宝宝吮吸，从而方便地让宝宝换到另一个乳头。

（7）除非你觉得乳头疼痛，否则就可以任由宝宝慢慢地吮吸。

（8）宝宝吃完之后，扶着他稍稍直起身子，轻轻拍打宝宝的后背，直到他打嗝为止。给宝宝戴一块干净的围嘴，以防他打嗝的时候溢奶。宝宝有时候打嗝是听不见声音的，关键是要帮他把吞咽母乳时一起吸进去的空气释放出来。

3. 维生素 D 补充实用手册

（1）婴儿为什么要补充维生素 D ？维生素 D 对于宝宝来说尤其是婴儿时期非常重要，然而母乳中维生素 D 的含量却很少，根本不能满足婴儿的需要。维生素 D 属于脂溶性维生素，它的基本生理功能是调节机体的钙、磷代谢，促进小肠对钙的吸收；维持血液中钙和磷的稳定；促进骨骼和牙齿的钙化，预防佝偻病等。

（2）维生素 D 来自哪里？一般来说，新生儿体内的维生素 D 有三种来源：一是胎儿期从母亲体内获得的，可以满足宝宝出生后短时间的生长需要；二是从母乳或配方奶中获得；三是人皮下有一种物质叫作 7- 脱氢胆固醇，该物质经日光中紫外线的照射可以生成内源性维生素 D。宝宝出生后生长发育速度非常的快，从母体中获得的维生素 D 很快就不能满足需要了，而母乳中维生素 D 的含量又低。因此，建议新爸爸新妈妈们在天气条件允许的情况下，尽早抱着宝宝到户外晒太阳补充维生素 D ；同时也要注意补充维生素制剂。

（3）每天补充的量是多少？我国营养学会推荐的维生素 D 摄入量是：0 ~ 10 岁儿童均为 400IU（国际单位）。在中华医学会儿科学分会提出的《儿童维生素 D 缺乏性佝偻病防治建议》里面，对婴幼儿预防性补充维生素 D 提出了具体建议：

①婴儿应尽早到户外活动，尽量暴露婴儿身体部位如头面部、手足等，逐渐达到每天 1 ~ 2 小时。

②婴儿（包括纯母乳喂养儿）出生后 2 周开始每天摄入维生素 D 400IU，直到 2 岁。

③早产儿、低出生体重儿、双胎儿出生后即应每天补充维生素 D 800IU，3 个月后可改为每天 400IU。

④不同地区的建议量原则上是一样的，但可有一定范围的变化。考虑到

北方寒冷冬季及南方梅雨季节日照不足，婴幼儿户外活动较少的因素。

⑤在《0～6岁儿童膳食指南》中提出的建议为：南方每天补充400～600IU，北方每天补充600～800IU。

（4）什么情况下不需要补充维生素D？对于婴儿，各位爸爸妈妈最好能够大致计算宝宝每天的维生素D摄入量。比如100克婴儿配方奶粉应含有维生素D约200～400IU，100克婴儿配方米粉应含有维生素D 250～300IU。依此来计算一下的话，如果宝宝每日喝500毫升配方奶，那么大约可摄取维生素D 200IU，如果在夏季户外活动较多的情况下，就可以暂时不必补充维生素D制剂，同时也别忘记监测宝宝各项生长发育情况。如果宝宝奶量和辅食摄入比较少，冬季户外活动也较少时，则建议每日预防性补充维生素D。

（5）补充维生素D会中毒吗？维生素D属于脂溶性维生素，过量补充时会引起中毒反应。中国营养学会制定的中国居民膳食营养素推荐摄入量标准中规定的维生素D可耐受最高摄入量（UL）为每天800IU，即每天给宝宝补充400～800IU是安全的。但是，如果在短时间内多次给予大剂量的维生素D制剂，都可能导致维生素D过量引起的高钙血症，继而引发多脏器的功能受损。

出现维生素D中毒的剂量个体差异较大，一般儿童每日服用20000～50000IU或2000IU/kg，连续数周或数月即可出现中毒症状，有些敏感儿童每天服用4000IU，连续1～3个月亦可中毒。因此，服用维生素D一定要在医生的指导下，并且定期接受全面体检。

4.过敏宝宝如何挑选奶粉

婴儿过敏主要表现为胃肠道和皮肤症状，可出现肠绞痛、非病理性胃食管反流或呕吐、便秘、腹泻以及湿疹等。父母如果有药物、食物过敏史，则婴儿添加辅食前应先进行食物过敏筛查。

那么如何有效避免婴儿过敏呢？积极避免婴儿接触致敏因素是最佳的预防方法，国际上建议1岁之内的所有婴儿避免接触鲜牛奶、鸡蛋蛋白、带壳海鲜、大豆和花生，就是为了回避过敏原。其次是正确选择配方奶粉，其实现在市场上的配方奶粉，有很多都是低敏配方。母乳不足的婴儿，可以食用以适度水解的牛奶蛋白为基础的配方奶粉。这里所说的适度水解牛奶蛋白，在奶粉包装上，一般表述为"水解乳清蛋白"或"乳清蛋白水解物"，而标注为"浓缩乳清蛋白"、"脱脂奶粉"、"脱脂奶"或者"乳清分离蛋白"等信息的产品则具有潜在的致敏风险，有过敏风险的婴儿应该尽量避免。

最后要强调的是，母乳是婴儿天然的最佳食物，母亲在母乳喂养期间也应该尽量避免主动摄入引起自身过敏的蛋白产品，同时给宝宝适当补充益生菌，可有效改善宝宝的胃肠道健康状况，避免过敏的发生。

5. 宝宝溢奶和呛奶

婴儿吃奶后，如果立即平卧床上，奶汁会从口角流出，甚至把刚吃下去的奶全部吐出。但是，喂奶后把宝宝竖抱一段时间再放到床上，吐奶就会明显减少。医学上把这种吐奶称为溢奶，俗称"漾奶"。通常为正常生理现象，而不是病态。宝宝有溢奶的状况是十分常见的，约有50%的宝宝在不同程度上有溢奶的情况，妈妈只要在哺喂方法上多加注意即可。

（1）为什么会溢奶

小儿的胃呈水平位，胃底平直，内容物容易溢出。站立行走后，膈肌下降及重力的作用，才逐渐转为垂直位。另外，婴儿胃容量较小，胃壁肌肉和神经发育尚未成熟，肌张力较低，这些均易造成溢奶。

婴儿胃的贲门（近食管处）括约肌发育不如幽门（近十二指肠处）完善，使胃的出口紧而入口松，平卧时胃的内容物容易反流入食管而溢奶。

喂养方法不当，婴儿吃奶过多，母亲乳头内陷，或吸空奶瓶、奶头内没有充满乳汁等，均会使宝宝吞入大量空气而发生溢奶。

喂奶后体位频繁改变也容易引起溢奶。

（2）宝宝溢奶怎么办

采用正确的喂奶姿势，避免仰卧时给宝宝喂奶。

奶嘴的开孔大小要合适，奶嘴必须充满乳汁。

喂奶后应将小宝宝轻轻抱起，头靠在母亲肩上，轻拍宝宝背部，使胃内空气得以排出。

若溢奶是贲门松弛、闭锁功能不全所致，喂奶后应竖直抱起一二个小时，再放到床上，头部略抬高。随着胃贲门部的肌肉发育完善，溢奶症状会逐渐减轻。

随着新生儿的月龄增长，溢奶会逐渐好转，到三个月时明显减轻，约6个月时便自然消失，不必用止吐药治疗。

（3）呛奶

新生儿很容易吐奶，如果吐奶时奶水由食道逆流到咽喉部，在吸气的瞬间误入气管，即发生呛奶。呛奶是婴儿、特别是新生儿常见的异常表现。

（4）呛奶时怎么办

① 轻微状态：轻微的溢奶、吐奶，宝宝自己会调适呼吸及吞咽动作，不会吸入气管，只要密切观察宝宝的呼吸状况及肤色即可。

如果大量吐奶，首先，应迅速将宝宝脸侧向一边，以免吐出物向后流入咽喉及气管。然后，把手帕缠在手指伸入口腔中，甚至咽喉，将吐、溢出的奶水食物快速清理出来，以保持呼吸道顺畅，然后用小棉花棒清理鼻孔。

② 严重状态：如果宝宝憋气不呼吸或脸色变暗时，表示吐出物可能已进入气管了，应令其俯卧在大人膝上或床上，用力拍打背部四五次，使其能咳出。如果仍无效，马上夹或捏刺激脚底板，使宝宝因疼痛而哭，加大呼吸，此时最重要的是让他吸氧入肺，而不是在浪费时间想如何把异物取出。

在以上过程中，宝宝应同时送往医院检查。如果呛奶后宝宝呼吸很顺畅，最好还是想办法让他再用力哭一下，以观察哭时的吸氧及吐气动作，看有无任何异常，如声音变调微弱、吸气困难、严重凹胸等，应立即送往医院。如果宝宝哭声洪亮、中气十足、脸色红润，则表示无大碍。

③ 日常护理：对常吐奶的婴儿，父母应加强观察，并适当抬高床头，让婴儿侧卧。哺乳或喂奶时，都应让其头部略高，喂完奶后，再把婴儿抱立起来，轻拍后背，直到打嗝后再放回床上。夜间应定期观察婴儿是否发生吐奶，呼吸与睡姿如何等。

宝宝常呛奶可能缺乏维生素 A，研究发现，婴儿呛奶与维生素 A 的缺乏密切相关，而补充维生素 A 后可见良好效果。婴儿可进食些胡萝卜汁、蔬菜汤或适当补充些鱼肝油及维生素 A 胶丸等，都能很快地改善呛奶症状。

6. 尽早带宝宝到户外活动或适当补充维生素 D

母乳中维生素 D 含量较低，在北方寒冷的冬春季节或者南方的梅雨季节，宝宝的户外活动时间少，单纯靠母乳喂养不能满足婴儿对维生素 D 的需要，容易发生维生素 D 缺乏，严重的可发生佝偻病，临床表现为神经精神症状和骨骼的变化。

提倡尽早抱宝宝到户外晒太阳。但是对于早产儿、双胞胎、冬季或梅雨季节出生以及母乳喂养的婴儿，应在专业人员指导下及时补充维生素 D。正常母乳喂养宝宝应每日喂以维生素 D 400 ~ 800IU（南方 400 ~ 600IU，北方 600 ~ 800IU），早产儿也要加至每日 600 ~ 800IU；对于每日口服维生素 D 有困难者，每月给婴儿口服一次维生素 D 50000 ~ 100000IU。对于母乳喂养的婴儿，应首选使用适合 0 ~ 6 月龄婴儿的婴儿配方奶粉，因为国家婴幼儿奶粉标准（GB10766 ~ 97）中规定这种奶粉中每百克应添加 200 ~ 400IU 的维生素 D。

2 | 第二章
宝宝辅食的添加

宝贝四个月，应该考虑添加辅食啦！在婴儿阶段，母乳当然是宝宝最理想的食品，但随着宝宝一天天长大，大约四个月开始，仅吃母乳或者婴儿配方奶已经无法满足宝宝的营养需求。

一、什么是辅食

辅食对成长中的孩子是很重要的，特别是在 0 岁阶段的营养给予，更是奠定宝宝一生健康的根基。这段时间，除了原先母乳或婴儿配方奶之外，另外还应给予宝宝一些固体食物，这就是我们所说的辅食。辅食包括米粉、泥糊状食品以及其他的一些家制食品。

二、为什么要添加辅食

周围经常有新妈妈们对于辅食添加存在质疑，我身边就有这样一位妈妈，她误以为母乳、配方奶是最完整、最均衡的营养来源，只要奶量充足，或者孩子不愿意接受固体食物，也就随孩子好了；但同时，也有的妈妈却认为奶的营养不能满足孩子生长发育的需要,应该尽早添加其他食物，而且越多越好。比如说，3 ~ 4 个月就开始添加米汤、果汁了。

事实上，辅食添加不仅仅是为了满足孩子对于营养的需要，还有许多其他重要的目的，这一环节对于孩子的成长来说是必需的。

1. 补充母乳或配方奶营养成分的不足

婴儿快速生长发育需要较多的铁，而婴儿从母体获得的铁在出生四至五个月后耗尽，母乳中铁及维生素 D 的含量较低。因此，4 ~ 6 个月后母乳喂养的宝宝易发生缺铁性贫血和维生素 D 缺乏性佝偻病。而及时添加辅食，则能弥补乳类的营养不足，食物种类的多样化，不仅能让宝宝摄取到均衡而且充足的营养，达到各种蛋白质互补，促进各种营养素的吸收和利用，同时也有利于宝宝的食物逐渐从液体向固体（糊状 – 泥糊状 – 碎的食物）过渡，有助于体格和行为心理各方面良好发育。

2. 增强消化机能

训练婴儿咀嚼、吞咽固体食物的能力，促进口腔感知的发育和胃肠道消化能力的发育和成熟。及时添加辅食，可以促进宝宝味觉和口腔对粗糙食物感知的发育，使宝宝逐渐适应从液体食物转换成固体食物；可以促进宝宝的乳牙萌出，使牙齿坚固；咀嚼过程可以训练宝宝的口腔和舌运动能力，促进宝宝语言的发展，促进消化液的分泌和胃肠道的蠕动，有利于胃肠道消化功能的发育和成熟，宝宝在出生后一年中，各器官功能在不断地发育成熟中，包括消化功能、肾脏功能、免疫功能，辅食的添加（固体食物的引入）要遵循这一发育规律，从而使宝宝能够健康的成长。

3. 促进神经系统的发育

及时添加辅助食品将有助于婴儿精神发育，刺激味觉、嗅觉、触觉和视觉。

4. 培养良好的饮食习惯

转乳期是婴儿对食物形成第一印象的重要时期，在添加辅食选择以及制作方法方面，要注意营养丰富、易消化和卫生。如方法得当，则是孩子将来养成良好饮食习惯的基础。

5. 辅食的添加和进食行为的培养对宝宝的行为和认知能力发展有很重要的作用

辅食添加过程，可以让宝宝模仿学习成人的进食方式。通过用勺自喂、用手抓指状食物自喂、用杯饮水（或奶）等来训练宝宝的手眼协调功能、手的精细动作和口腔吞咽协调能力，促进宝宝的感觉运动和认知能力的发展；通过对食物的咀嚼和吞咽训练，促进舌、口腔感知和运动能力的发展，使宝宝适应不同质地和口味的食物，并促进语言能力的发展。通过添加辅助食品，使婴儿学会用汤匙、杯子、碗等食具，最后停止母乳和奶瓶吸吮的摄食方式，逐渐适应普通的混合食物，最终达到断奶的目的。

附：乳牙萌出时序

乳牙在胚胎期间逐渐发育形成，隐藏在颌骨之中，因此乳牙质地良莠与孕妇营养状况有直接关系。孕妇应在孕中期开始注意骨胶原、钙、磷等矿物质以及维生素D、维生素A、维生素K的合理摄入及维持其平衡，这对婴幼儿乳牙的健康发育有重要作用。

乳牙的萌出既受先天因素的影响，也因婴儿营养素摄入量以及个体的差异而有不同。一般情况下，婴儿在半岁后萌出乳牙。

出牙的规律通常是：牙齿左右对称萌出、先下后上。正常婴儿在1周岁末有6～8颗乳牙，2～2.5岁时乳牙全部出齐，共20颗。

三、添加辅食的最好时机

以前认为宝宝应该从 4 个月开始添加辅食，现在许多专家又提出应从 6 个月开始添加辅食。然而，无论 4 个月还是 6 个月，从生理现象讲，4 ～ 6 个月这段时间是最好的添加辅食物的时间，婴儿最易接受其他食物。因此，不要错过了这个时间。各位家长也不要只按专家提出的时间而不顾孩子本身的生长发育状况，也就是说，每个孩子发育情况不同，添加辅食的时机也要因人而异。

一般宝宝会在 4 ～ 6 个月做好准备接受辅食，那如何判断孩子是否做好准备了呢？这要求妈妈们注意仔细观察自己的宝宝是否发出了要吃辅食的信号，具体来说有以下几点。

1. 体重达标

是否给宝宝添加辅食要考虑到宝宝的体重。添加辅食体重需要达到出生时的 2 倍，至少达到 6 千克。如果宝宝体重达到了这样的增长标准，那么就可以考虑给宝宝做辅食添加的准备了。

2. 对食物感兴趣

爸爸妈妈吃饭时他／她会感兴趣，可能会盯着你吃的食物看，试图抓你的勺子，抢筷子。如果宝宝将手或玩具往嘴里塞，说明他对吃饭有了兴趣。这时妈妈们就可以开始学习如何给宝宝做辅食了。

3. 能控制自己的头保持竖直

宝宝能控制头部和上半身，能够扶着或靠着坐，能挺胸，头保持竖直。

这样宝宝可以通过转头、前倾、后仰等来表示想吃或不想吃，这样就不会发生强迫喂食的情况。

4. 宝宝饿得越来越频繁

比如说宝宝原来能一夜睡到天亮，现在却经常半夜哭闹，或者睡眠时间越来越短；每天母乳喂养次数增加到 8 ~ 10 次或喂配方奶粉 1000 毫升，但宝宝仍处于饥饿状态，一会儿就哭，一会儿就想吃。当宝宝在 6 个月前后出现生长加速时，是开始添加辅食的最佳时机。

5. 伸舌反射消退

很多父母都发现刚给宝宝喂辅食时，他常常把刚喂进嘴里的东西吐出来，认为是宝宝不爱吃。其实宝宝这种伸舌头的表现是一种本能的自我保护，称为"伸舌反射"，说明喂辅食还不到时候。伸舌反射一般到 4 个月前后才会消失。

6. 宝宝尝试吃东西的行为

如果当爸爸妈妈舀起食物放进宝宝嘴里时，他会尝试着舔进嘴里并咽下，显得很高兴、很好吃的样子，说明他对吃东西有兴趣，这时你可以放心给宝宝喂食了。如果宝宝将食物吐出，把头转开或推开你的手，说明宝宝不要吃也不想吃。你一定不能勉强，隔几天再试试。

四、辅食添加过早或过晚有什么危害吗

1. 过早

有的妈妈担心母乳不足影响了宝宝的发育，希望给宝宝更多的营养，过

早地给宝宝添加辅食，这样做常常会适得其反，对宝宝身体健康不利。过早地吃米粉等辅食，可导致蛋白质摄入不足、影响体格生长和脑发育。另外，辅食添加太早易引起过敏、腹泻等问题。有调查显示，一些农村地区的婴儿在4个月或不到4个月就开始吃米糊，所以腹泻发生非常普遍，还有一些孩子出现了消化道感染。另外，辅食添加如果太早会使母乳吸收量相对减少，而母乳的营养是最好的，这样替代的结果得不偿失。

2.过晚

有的妈妈觉得母乳充足，有足够的营养喂养宝宝，而推迟添加辅食。还有的爸爸妈妈觉得添加辅食太麻烦，特别是宝宝刚开始学习时会弄得一塌糊涂，父母索性将米粉、奶糊装进奶瓶让宝宝喝，或者干脆推迟添加辅食。其实，学习吃辅食对宝宝而言是一种全新的尝试，不仅可以获得更多的营养，刺激牙齿、口腔发育，训练咀嚼及吞咽功能，更是宝宝迈上新的成长阶梯的起点。辅食添加太晚的风险在于：婴儿不能及时补充到足够的营养。比如，我们之前讲到母乳中铁的含量是很少的，如果超过6个月不添加辅食，孩子就可能会患缺铁性贫血。国际上一般认为，添加辅食最晚不能超过8个月。另外，半岁左右婴儿进入味觉敏感期，及早添加辅食让孩子接触多种质地或味道的食物，对日后避免偏食挑食有帮助。

五、添加辅食需要做哪些准备

首先要给宝宝准备专用的餐具，例如软橡胶头汤匙，带吸盘的塑料盘等，还有最好有宝宝自己的餐椅，这样有利于培养宝宝好的饮食习惯还能保证孩子的安全，当然围嘴也是必不可少的，因为孩子吃饭可能会弄得到处都是饭汤哦！

除此之外，给宝宝的食物是要单独制作的，为了更适合宝宝的咀嚼能力，食物要做的碎烂软，所以一些特殊的加工、烹调工具就需要特别准备啦，比如婴儿辅食制作专用的研磨工具等。

六、添加辅食的原则

1. 适龄添加

添加辅食要与宝宝月龄相适应。

2. 从一种到多种

要按照宝宝的营养需求和消化能力逐渐增加食物的种类。刚开始时，只能给宝宝吃一种与月龄相宜的辅食，待尝试了 3 ~ 4 天或一周后，如果宝宝的消化情况良好，排便正常，再让宝宝尝试另一种，千万不能在短时间内一下子增加好几种。

这样做的好处是：宝宝如果对某一种食物过敏，在尝试的几天里就能观察出来。若是吃后的几天内没发生不良反应，则表明宝宝可以接受这种食物；如果怀疑宝宝对某种食物过敏，不妨一周后再喂一次，要是接连出现 2 ~ 3 次不良反应，便可认为宝宝对这种食物过敏。

3. 应从稀到稠

宝宝在开始添加辅食时，都还没有长出牙齿，因此父母只能给宝宝喂流质食品，逐渐再添加半流质食品，最后发展到固体食物。如果一开始就添加半固体或固体的食物，宝宝肯定会难以消化，导致腹泻。应该根据宝宝消化道的发育情况及牙齿的生长情况逐渐过渡，即从菜汤、果汁、米汤过渡到米糊、菜泥、果泥、肉泥，然后再过渡成软饭、小块的菜、水果及肉。这样，宝宝才能吸收好，才不会发生消化不良。

4. 从细小到粗大

宝宝的食物的颗粒要细小，口感要嫩滑，因此菜泥、果泥、蒸蛋羹、鸡肉泥、猪肝泥等"泥"状食品是最合适的。这不仅锻炼了宝宝的吞咽功能，而且为以后逐步过渡到固体食物打下基础，还让宝宝熟悉了各种食物的天然味道，养成不偏食、不挑食的好习惯。而且，"泥"中含有纤维素、木质素、果胶等，能促进肠道蠕动，容易消化。

另外，在宝宝快要长牙或正在长牙时，父母可把食物的颗粒逐渐做得粗大，这样有利于促进宝宝牙齿的生长，并锻炼宝宝的咀嚼能力。

5. 从少量到多量

每次给宝宝添加新的食品时，一天只能喂一次，而且量不要大。比如加蛋黄时先给宝宝喂 1/4 个，三四天后宝宝没有什么不良反应，而且在两餐之间无饥饿感、排便正常、睡眠安稳，再增加到半个蛋黄，以后逐渐增至整个蛋黄。

6. 良好的进餐氛围

父母们都很重视宝宝从辅食中摄取的营养量，却往往忽视培养宝宝进食的愉快心理。父母在给宝宝喂辅食时，首先要为宝宝营造一个快乐和谐的进食环境，最好选在宝宝心情愉快和清醒的时候喂食。宝宝表示不愿吃时，千万不可强迫宝宝进食，因为这会使宝宝产生受挫感，给日后的生活带来负面影响。

七、辅食的种类

1. 婴儿米粉

一般宝宝吃的婴儿米粉，分为有机、天然、普通三类。其中，有机米粉比之天然的来说是更加纯净的。需要达到：耕种中禁止使用化学合成的农药、肥料、除草剂和生长素等；不使用基因工程技术；加工过程中不使用化学合成的食品防腐剂、添加剂、人工色素和用有机溶剂提取等；有机原料含量大于等于95%。如今，米粉品牌也不胜枚举，如亨氏、英氏、方广、傲滋、臣生、贝婴美、特福芬等等。

2. 速溶纯蛋黄粉

速溶纯蛋黄粉包含婴幼儿成长所需的氨基酸、胆碱、DHA、卵磷脂、铁元素等。具有良好的分散性、溶解性与稳定性，既溶于普通饮用水，也溶于牛奶等其他流食；完整保留蛋黄的全部营养成分，吸收率高达90%以上，品牌有健力鸡子黄等。

3. 制作工艺分类

根据制作工艺，辅食可分为自制辅食和商业辅食。

商业辅食特指通过现代先进工艺设备，科学搭配，批量研发、生产，并特别加入各种宝宝健康发育成长所需稀缺营养元素，在各大商超、婴童店等进行售卖的婴儿辅助营养食品。所谓自制辅食，通常指利用家庭自备的大米、蔬菜、水果或其他高营养食品为原料，利用家庭做法，研磨、烹制，自行调制而成的汤、粥、泥状可供婴儿食用的，可消化吸收，能够为婴儿提供所需营养的辅助婴儿食品。

4.性状分类

根据不同性状，辅食可分为液体食物、泥糊状食物和固体食物三大类。

液体食物：主要指果汁、菜水一类可饮用的食物。

固体食物：指比泥糊状食物更成型，但比成人固体食物更为细软的食物。根据不同来源，宝宝食物分为植物来源性食物和动物来源性食物两大类。植物来源性食物包括谷类食物，如米面、蔬菜、水果等；动物来源性食物包括肉类、禽类和奶类、蛋类等。

八、添加辅食的顺序

下面为您介绍辅食添加的顺序，我们知道果汁、水果泥、蛋黄粉、肝泥、菜泥等都是婴幼儿的辅食，不同月龄的宝宝可尝试的辅食种类是不同的，从种类讲，应按"淀粉（谷物）–蔬菜–水果–动物"的顺序来添加。

宝宝4～6个月 最初添加辅食让宝宝逐渐熟悉乳类以外的食物的味道和感觉，适应从流质食物向半流质食物的过渡。可以给宝宝添加婴儿阶段米粉、蛋黄，注意有过敏家族史的宝宝喂蛋黄的时间可以推迟到6个月以后；可以给宝宝添加水果泥，但酸味重的水果如橙子、柠檬、猕猴桃先不要给宝宝吃；逐渐给宝宝尝试蔬菜泥如胡萝卜、马铃薯、青豆、南瓜等。

宝宝7～9个月 此时的宝宝开始已经适应了乳类以外的食物的口感，有的宝宝已经开始萌出乳牙。这时应让宝宝继续熟悉各种食物的新味道和感觉，除此之外，还应该逐渐改变食物的质感和颗粒大小，逐渐从泥糊状食物向幼儿固体食物过渡，以配合宝宝的进食技巧和胃肠功能的发育，使辅食取代一顿奶而成为独立的一餐；同时锻炼宝宝的咀嚼能力。

可以添加的食物包括蛋、鱼、肉、肝、谷类、水果、蔬菜等。7个月时可以让宝宝尝试自己用手拿着钙奶饼干吃；蛋类从最初的蛋黄泥逐渐转为蛋羹，到 8 个多月时，可以是煮蛋或炒蛋，从碎末逐渐过渡到小块儿状；鱼类、瘦肉类、肝类、蔬菜类、水果类食物也应该有同样的变化过程。

宝宝 10 ~ 12 个月 不仅要满足宝宝的营养需求，还要继续锻炼宝宝的咀嚼能力，以促进咀嚼肌的发育、牙齿的萌出和颌骨的正常发育与塑形，以及胃肠道功能及消化酶活性的提高。这时，单纯吃泥糊状食物虽然能够满足营养均衡的要求，但是其余的任务却很难实现。

这时可以适当增加食物的硬度，宝宝的食物应从稠粥转为软饭；从烂面条转为包子、饺子、馒头片；从菜末、肉末转为碎菜、碎肉。

宝宝 12 ~ 15 个月 此时宝宝已经萌出了 6 ~ 8 颗牙，具备了一定的咀嚼能力，口腔内的"消化程序"已相当完善。这个时期虽然在辅食食材的选择方面已没有太大的戒律，但在烹调方面还是要注意口味比成人的口味稍淡一些，重油或很甜、很咸的食物对于这个时期的宝宝来说，还是太早了。

月龄	4	5 ~ 6	7 ~ 8	9 ~ 11	12 ~ 15
主要品种	蛋黄、米粉	米粉、粥、蛋黄泥、菜泥、鱼泥、水果泥、豆浆	稠粥、烂面条、蛋羹、菜末、肝泥、豆腐、馒头片、水果片	软饭、碎菜、全蛋、小块肉类、豆制品、馒头、饺子、水果等	同成人、稍软食物软硬度软饭
软硬度	稀糊状	稠糊状	豆腐	香蕉	
次数/天	1次	2次	2次	3次	3次
宝宝进食方式	小勺喂食	小勺喂食	小勺喂食、宝宝手抓	宝宝手抓、宝宝用勺	宝宝用勺、筷子
	吞咽	吞咽	舌碾和牙床咀嚼	咀嚼	咀嚼
口味	清淡、多汁			清淡、少盐、少油	

九、辅食添加指南

1岁以内的婴儿，应以奶类为主，每天应进食母乳或配方乳600～800毫升。在此基础上每天进食谷类40～110克，蔬菜25～50克，水果25～50克，蛋黄15克或鸡蛋50克，鱼／禽／畜肉25～40克。

十、专家为您答疑解惑

💬 宝宝什么时候能吃盐

《中国居民膳食指南》中婴儿膳食指南提出：婴儿6月龄时开始逐渐尝试搭配谷类、蔬菜、动物性食物，每天应安排有水果，但在制作辅食时，应尽可能少放糖、不放盐、不加调味品，但可添加少量食用油。

所以1岁以内的婴儿可以不用在食物中加盐，因为单是来自于食物的钠就已经能够满足婴儿的需要了。而我国成人高血压的高发与食盐的高摄入量有关，要控制和降低成人的盐摄入量，必须从儿童时期开始，而且控制越早收到的效果会越好。给婴儿的食品中少放糖的目的是为了防止龋齿。婴儿的味觉正处于发育过程中，对外来调味品的刺激比较敏感，加调味品容易造成婴儿挑食或厌食。

💬 能不能用馒头蘸菜汤

许多家长尤其是家里的长辈认为馒头没什么味道孩子不愿意吃，于是用馒头蘸着菜汤喂给孩子吃。其实这只是家长的"个人感觉"而已，家长一厢情愿地认为馒头没味道，对于孩子来说尤其是婴儿，清淡的口味更适合他／她。如前所述，成人感觉正合适的味道对于婴儿其实已经非常的强烈了。这对于培养孩子良好的饮食习惯是十分不利的，一旦孩子适应了大人的重口味就比较难以回到原本的清淡口味了。而且，过量的盐也会加重孩子肾脏的负担。所以不需要给孩子用馒头蘸菜汤吃的哦。

💬 "口对口"喂宝宝可以吗

周围经常有妈妈抱怨说，家里的长辈生怕宝宝自己嚼不好食物，于是口对口喂给孩子吃。这种陋习在农村尤为普遍，殊不知这样做会害了宝宝。

首先，这种喂食方法使宝宝患一些传染病的概率大大提高，如果家长本人就患有传染病如肝炎、肺结核等，口对口喂食就难免把疾病传给婴儿。

大人口腔卫生问题也会通过口水传给孩子，有研究显示，澳大利亚等国家幽门螺旋杆菌的感染率不足30%，中国感染率却高达50%～60%，而消化性溃疡患者中幽门螺旋杆菌感染率更高达80%。而人体感染幽门螺旋杆菌多在幼年，而导致感染的主要途径是家长不正确的喂养方式，所以要采用科学的喂养方法。诺贝尔医学、生理学奖得主西澳大利亚临床医学教授巴里·马歇尔博士指出，中国家长有一种习惯，喜欢给孩子喂食物时用嘴大口地吹凉，从控制感染的角度来看，这是不可取的。

其次，这种由家长代劳的喂食方式，剥夺了孩子咀嚼的权利，会使孩子咀嚼能力下降。婴儿的生来就有吸吮的本领，但不是生来就有咀嚼的能力，需要经过训练才能掌握这个技巧。一般认为，4～6个月的婴儿是学习和训练咀嚼功能的最佳时期。因为充分咀嚼可以对口腔、舌部和齿龈进行清扫，防止牙齿排列不齐和龋齿。可是许多家长不懂得这个道理，非要为孩子代劳，结果使宝宝的咀嚼功能下降甚至不会咀嚼。

再次，这种不良的喂食方式还会造成婴儿偏食和厌食。宝宝抓到食物后，先是在手中玩，待到他们对食物的形状、温度、质地等有一定的了解后，才会本能地用嘴去尝。如果口对口喂食，无形间就剥夺了小孩玩和尝的"权利"，让宝宝不但对食物缺乏认识，而且也缺乏进食的热情，最终会导致偏食。再则，没有让宝宝对食物进行充分咀嚼，食物中的美味无法品尝出来，从而影响孩子食欲，还会导致厌食。由于偏食和厌食，也影响食物的营养和吸收。

💬 对添加的辅食婴儿不感兴趣怎么办

宝宝对辅食不感兴趣的原因有以下几种：

（1）宝宝还不会吃

4～6个月的婴儿，嘴唇肌肉和舌头的运动能力已经比较灵活，这时候家长可以开始训练他们吃米糊、果泥、蔬菜泥等辅食。不过，开始添加辅食时，有些宝宝会习惯性地用他们熟练的吸吮动作来获取食物，可是这些新食物，并不是用吸吮便能获取的，这时候宝宝会开始变得不耐烦，并将食物用舌头往外顶。这时候，并不是宝宝本身不喜欢新食物的味道，而是宝宝还不懂得如何把食物吞下去。对于家长来说，如果发现宝宝有这种表现，可以用勺子耐心多喂几次。只要给宝宝提供了更多的时间和机会来练习获取辅食，宝宝会渐渐习惯用勺子进食的方式。

（2）家长太心急

许多新爸新妈急于给宝宝添加食物，喂养宝宝时往往过急过快。如果发现宝宝吞咽不及或者出现食物溢出的状况，记得调整每次的喂食量，每勺给的分量要少一些，方便宝宝食用。此外还要记得给宝宝喂完辅食后，要让宝宝休息一下，不要做剧烈的活动。

（3）家长应付了事，辅食不合口味

一些家长因为工作忙，往往图方便，就给宝宝吃固定一种口味的食物，经常吃，宝宝会缺乏新鲜感，容易倒胃口。为了刺激宝宝的食欲，家长们应当根据宝宝每个月龄的特点，适当创新食物种类。据了解，许多时候，宝宝拒绝某一种食物并不是因为不喜欢食物本身，而可能和食用的形式有关。比如有的宝宝不喜欢吃纯米糊，但如果米糊里如果加了蛋黄或是青菜泥，宝宝又会喜欢，家长不妨多花点时间发现宝宝的口味偏好。

（4）用餐氛围不愉悦

宝宝渐渐长大，逐渐对外界，特别是爸爸妈妈的情绪有感知。当宝宝拒绝吃辅食时，家长千万不要板起脸大声责备宝宝甚至将食物硬塞给宝宝，要营造一个轻松愉悦的用餐氛围，比如给宝宝一个小玩具玩儿，一边和宝宝说话，告诉宝宝要吃东西了，当宝宝情绪好时，便会比较容易接受新食物了。

💬 乳汁充足还有必要添加辅食吗

给宝宝添加辅助食品最重要的一个原因就是：辅食能够补充母乳营养中的不足。因为，随着婴儿的生长发育和营养素需要量的增加，仅靠母乳或牛乳不能供给所需要的全部营养素；婴儿出生 4 个月后，体内储存的铁往往被消耗殆尽，加上母乳含铁量较低，婴儿必须从辅食中获得足够的铁以满足生长的需要。所以即便是母乳充足也必须要给婴儿添加辅食。

💬 宝宝生病可以添加辅食吗

家长一定要避开宝宝生病的时候添加辅食。如果遇到孩子生病，最好适当推迟添加，以免引起消化功能紊乱。当病情较重时，原来已添加的辅食也

要适当减少。

添加辅食有季节与气候的要求吗

以前人们习惯于秋季给孩子添加辅食，那是因为过去梅雨季节食物容易腐烂变质，而且婴儿的体力也容易消耗，所以一般都避开这个时期。但是，紧跟着来到的夏季也容易使食物变质，婴儿的体力照样容易消耗。结果，就要拖到秋天婴儿才开始喂辅助食物，却很难顺利进行了。现在生活水平高了，家家都有电冰箱，食物变质的现象就少多了。当然，也不能太过于相信冰箱。只要给婴儿吃的食物新鲜些，做的时候注意卫生，即使梅雨季节婴儿胃肠功能比春秋时稍差些，但只要不勉强，根据婴儿的具体情况进行的话，也照样可以喂辅助食物。

给宝宝喂食的时间有讲究吗

这点对于培养宝宝的饮食习惯和饮食行为非常的重要。前面我们提到为给宝宝添加辅食做准备时需要一个餐椅，这是一个避免宝宝边玩边吃的好办法。不要在孩子玩的时候喂食，因为容易呛着孩子，而且还不利于营养物质的吸收，重要的是会养成非常不好的饮食习惯。如果宝宝太小还不能自己坐在餐椅上，那就让他／她坐在你的大腿上，只要保证宝宝坐直，能顺利吞咽就行了。

宝宝吃了新添的食品后，父母要密切观察宝宝的消化情况，如果出现腹泻，或便里有较多黏液的情况，就要立即暂停添加该食品，等宝宝恢复正常后再重新少量添加。但父母们应了解，宝宝在刚开始添加辅食时，大便可能会有些改变，如便色变深，呈暗褐色，或便里有尚未消化的残菜。

✿ 一天之中有没有一个辅食添加的时间

作为断乳期的食物，刚开始添加的时候，因量少，一般在哺乳后添加，这时不能将添加的辅食当作一餐。随着辅食量的增加，6个月后就可代替 1 ~ 2 次乳类。

✿ 可以长时间给宝宝吃流质食物吗

通常宝宝在开始添加辅食时，都还没有长出牙齿，因此流质或泥状食品非常适合宝宝消化吸收。但不能长时间给宝宝吃这样的食品，因为这样会使宝宝错过发展咀嚼能力的关键期，可能导致宝宝在咀嚼食物方面产生障碍。

✿ 能改变以乳类为主的饮食格局吗

有的父母为了让宝宝吃上丰富的食品，在宝宝 6 个月以内便减少母乳或其他乳类的摄入，这种做法很不可取。因为宝宝在这个月龄，主要食品还是应该以母乳或配方奶粉为主，其他食品只能作为一种补充食品。

✿ 最先添加的辅食是蛋黄好还是蛋清好

6 个月内婴儿不宜喂蛋清，这是因为 6 个月内的婴儿消化道黏膜屏障发育尚不完全，而蛋清中的蛋白质分子较小，容易透过肠壁黏膜进入血液，引起过敏反应，如皮肤出现湿疹和荨麻疹等。最先添加的辅食应是蛋黄。

✿ 一定要严格按照月份添加辅食吗

如前所述，每个宝宝都有自己不同的生长发育情况，家长无须生搬硬套，否则可能会对宝宝造成不必要的困扰。

💬 添加辅食后要不要断奶

有的妈妈认为宝宝添加辅食后，就要以辅食为主食而给宝宝断奶，其实，辅食之所以称为"辅"食，正是因为它是辅助母乳的食品，而不是取而代之。

婴儿在一岁之前，母乳仍是主要食品和营养来源，尤其维生素的主要来源在于母乳，而不是辅食。

💬 怎样判断辅食的添加是否足够

孩子吃完后不哭不闹，睡眠也很好；定期测量身高、体重、头围等，数据都在正常范围内——这就知道辅食的添加是足够的了。6个月前每月带孩子体检1次，6个月到1岁期间可每两个月带孩子体检1次；1岁后可以每三个月体检1次，直到入幼儿园。

💬 能给宝宝吃纯热能食物吗

纯热能是指油、淀粉、糖等，应限制宝宝饮食中的纯热能食物。给宝宝的饮食，不宜多加油、糖等纯热能食物。

💬 辅食能是含刺激性的食品吗

烹调时应注意用不同颜色食物的搭配，这样可以激发宝宝的食欲。烹调时不能用刺激性调味品如辣椒等，不用味精，烹调以清蒸或煮为主，不宜煎、炸。

💬 辅食一定要切碎煮烂吗

选择新鲜的食物，并挑选其较嫩的部分，如蔬菜的菜叶部分；肉类应以肝或其他内脏及瘦肉为好，豆制品则以豆腐、豆腐干等为宜。制作前，应注意切碎煮烂，但维生素 C 与制作过程关系密切，因此蔬菜不宜长时间烧煮。

💬 添加辅食有哪些禁忌

（1）忌不注意卫生

在配制辅助食物的过程中，如不注意卫生，就容易引起宝宝胃肠感染，导致腹泻、呕吐等症状的发生。

（2）忌辅食过多

宝宝虽能添加辅食了，但消化器官毕竟还很柔嫩，不能操之过急，应视其消化功能的情况逐渐添加。如果任意添加，同样会造成宝宝消化不良或肥胖。也会造成营养不平衡，并养成偏食、挑食等不良饮食习惯，所以辅食添加过多、过滥同样也是不合适的。

（3）忌辅食过细

一些父母给宝宝吃的自制辅食过于精细，使孩子的咀嚼功能得不到应有的训练，不利于其牙齿的萌出和萌出后牙齿的排列，食物未经咀嚼也不会产生味觉，既勾不起孩子的食欲，也不利于味觉的发育，面颊发育同样受影响。这样长期下去，宝宝的生长当然不会理想，还会影响大脑智力的发育。

（4）忌谷类过于精细

谷类、淀粉类食物很容易消化和吸收，且不易致敏，很多家长给宝宝添辅食时首选米粉、稀粥等谷类、淀粉类食物。

但过分注重营养的爸妈们常常会犯"过犹不及"的错误，偏向于选择精细的谷类食物，但其实精细的谷类食物里维生素遭到破坏，特别是减少了 B 族维生素的摄入会影响宝宝神经系统的发育。而且，还会因损失过多的铬元素而影响视力发育，成为近视眼的一大成因。

（5）注意容易过敏的水果

一般来说，容易引起过敏的水果最好都不要给宝宝吃。

过敏不仅引起皮肤的红肿痒、发生皮疹、腹痛、腹泻，还会引起哮喘，特别是儿童，食物过敏往往是过敏性哮喘的主要诱因之一。3岁以前的儿童出现食物过敏的概率很大。

芒果

芒果中含有一些化学物质，不成熟的芒果还含有醛酸，这些都对皮肤的黏膜有一定的刺激作用，引发口唇部接触性皮炎。

菠萝

菠萝含有菠萝蛋白酶等多种活性物质，对人的皮肤血管都有一定的刺激作用，有些人食用后很快出现皮肤瘙痒，四肢口舌麻木等。

（6）忌喝饮料

功能饮料中大都富含电解质，可以适当补充人体在出汗中丢失的钠、钾等微量元素。不过，由于婴儿的身体发育还不完全，代谢和排泄功能还不健全，过多的电解质，会导致婴儿的肝、肾还有心脏承受不了，加大儿童患高血压、心律不齐的概率，或者是肝、肾功能受到损害。

可乐、咖啡、浓茶等含太多糖分或咖啡因且没有营养，容易引起蛀牙并且影响宝宝的味觉，并且使人兴奋，会使小儿不安，甚至影响宝宝的生物钟。

💬 怎样预防宝宝因吃食物而呛进气管

少吃容易进到气管的零食。尽量不要让孩子吃小而圆的零食和果冻。孩子由于控制力差，吃零食没有节制，吃起花生米、豆类、果冻等食物没完没了，家长要控制好孩子的摄入量，否则孩子一不小心就会呛到或者噎住，轻者影响呼吸，严重的会导致窒息。

年龄小的孩子尽量吃研碎的零食。如果是 3 岁以下的孩子吃花生米等豆类食物，尽量吃研碎的，这样不仅利于消化吸收，而且能降低被呛到的风险。即使没有研碎，也要把豆类等弄成小块再给孩子吃。

吃东西时严禁打闹嬉戏。当孩子吃东西时，特别是吃花生米等豆类食物，尽量避免嬉戏打闹，一闹起来就容易让食物顺入气管里，对孩子健康造成极大的威胁。因此平常吃饭时要教育好孩子，让孩子养成吃饭不打闹的好习惯，安安静静吃完饭再玩闹。

避免孩子吃饭哭喊。和打闹不同的是，孩子吃饭哭闹常常张着大嘴，这时如果嘴里有花生米等食物，一般难以下咽，稍不注意就会呛入气管。因此如果孩子哭喊的厉害，不要再喂他饭，待孩子情绪稳定后再吃饭。吃饭时如果想教训孩子，点到为止，不要把孩子训哭了。

吃饭时少让孩子说话。在孩子吃饭时，尽量少让他说话，说话多了，如果孩子嘴里有食物，会导致食物进入气管。所以尽量让孩子养成吃饭不语的好习惯。

孩子被呛到的应急处理方法：气管异物是典型的家庭急症，家长应该具备急救知识，但是不太可能完全解决，因此发生后应做好去医院的准备，然后再采取合理的急救。家长在选择医院时，不一定非要到儿童医院，可就近选择大型正规医院。下面介绍几种家庭急救的方法供参考，当孩子发生异物呛入气管时，家长千万别惊慌，首先应清除鼻腔内和口腔内的呕吐物或食物残渣，但不要试图用手把气管内的异物挖出来，建议试用下列手法诱导异物排出。

推压腹部法：将患儿仰卧于桌子上，抢救者用手放在其腹部脐与剑突之间，紧贴腹部向上适当加压，另一只手柔和地放在胸壁上，向上和向胸腔内适当加压，以增加腹腔和胸腔内压力，反复多次，可使异物咳出。

拍打背法：立位，抢救者站在儿童侧后方，一手臂置于儿童胸部，围扶儿童，另一手掌根在肩胛间区脊柱上给予连续、急促而有力的拍击，以利异物排出。

倒立拍背法：适用于婴幼儿，倒提其两腿，使头向下垂，同时轻拍其背部，通过异物的自身重力和呛咳时胸腔内气体的冲力，迫使异物向外咳出。

海姆立克急救法：亨利·海姆立克教授是一位资深的外科医生。他经过反复研究和多次的动物实验，发明了利用肺部残留气体，形成气流冲出异物的急救方法。救护者站在患儿身后，从背后抱住其腹部，双臂围环其腰腹部，一手握拳，拳心向内按压于患儿的肚脐和肋骨之间的部位；另一手成掌捂按在拳头之上，双手急速用力向里向上挤压，反复实施，直至阻塞物吐出。

3 | 第三章
让1~3岁宝宝爱上吃饭

俗话说三岁看老，现代营养学研究显示，1～3岁阶段是幼儿身体发育、心智发育的关键阶段，也是幼儿各种习惯养成的关键阶段。而宝宝的体格发育、大脑发育、习惯养成都与其饮食营养有着密切的关系。饮食营养搭配合理，宝宝就能有个健康的体格，聪明的脑瓜。合理营养甚至会影响宝宝的性格发展，许多国内外研究发现，合理饮食会影响儿童的性格，并能在预防儿童多动症、自闭症甚至能减轻或避免青春叛逆期。

婴幼儿期营养状况会影响孩子一生的健康，营养不良的孩子成年后患高血压、糖尿病等慢性病的概率也会提高。

一、1~3岁宝宝身心发育特点

（一）生理特点

1.体格发育标准

衡量幼儿期（1～3岁）体格发育的好坏，一般有以下几个指标。

（1）体格发育

幼儿期体重的增加较婴儿期逐渐减慢。1～2岁全年约增加3公斤；2岁以后每年约增加2公斤；2岁以后至12岁儿童的体重可用公式估测：体重＝（年龄×2）+8（公斤）。身高1～2岁全年约增加10厘米，2岁以后身高可用公式估算：身高 =（年龄 ×5）+80（厘米）。

（2）头围、胸围的指标

头围第 2 年与第 3 年共增加约 3 厘米，3 岁时头围约 49 厘米。

（3）胸围

1 岁半与 2 岁时约与头围相等，以后逐渐超过头围。其超过的差数约等于儿童的实足年龄数。

（4）牙齿

一般 2 岁至 2 岁半乳牙全部长出，共 20 枚。

（二）消化系统

消化酶和胃肠功能的发育逐渐成熟，但是由于咀嚼和消化吸收功能仍不健全，很容易出现消化和吸收的问题；容易形成挑食、偏食或贪食等不好的习惯；由于免疫系统发育尚不完善，容易因抵抗力下降而引起消化系统和其他系统的感染性疾病。但是，消化功能以及消化酶的活性都需要通过食品种类的改变来逐渐完善，家长要给宝宝搭配合理卫生的饮食。

（三）骨骼发育

身体各个部分的骨骼都在按不同的生长速度增长，唯有前囟会随着年龄的增长由大变小，18 个月左右闭合；1 岁左右出现腰部脊柱前凹，2 岁以后脊椎骨弯曲可直立行走；脚掌心出现明显内凹；同时由于肌肉和骨骼的不断发育，动作也在不断地变得更加灵活和迅速。

（四）心理特点

1岁～1岁半

宝宝会独立行走了：刚学会走路的宝宝，已经可以让你牵着他的小手慢慢行走，但当他想要快点达到目标物时，宝宝还是习惯以手脚并用的爬行方式，此时不需要太急躁，千万不可以在他学习走路的过程中给予严厉的声调和无情的呵斥。宝宝会坐在马桶便便了：开始训练宝宝告知上"大号"的讯息，对宝宝而言，控制"大号"较容易办到，因"大号"比"小号"更可在排泄前获得短暂的控制，而父母也容易从他的表情读出他想要排便的讯息，这时应及时教导他坐在小马桶上正确排便，多告知几次，当宝宝想便便时，就会自动坐在小马桶上了。

1岁半～2岁

喜欢冒险的探险家：这个阶段的宝宝特别喜欢冒险，可能会爱上高速摇摆的荡秋千和溜滑梯所带来的加速度快感，整天似乎有用不完的精力。宝宝这时候的记忆功能主要以图像为主，父母可以在日常生活中以可爱的图片教育他认识动物、数字123、英文字母ABC以及注音符号。

2岁～2岁半

喜欢问"为什么"的年纪：开始对生活产生一连串的"为什么"，此时是教育宝宝守规则和培养好习惯的最佳时机，同时告诉他不可以随便给陌生人开门或是与陌生人讲话。当他提出为什么的时候，就是给予正确常识与知识的好机会，父母应该耐着性子与宝宝沟通。任性与耍脾气的个性：宝宝开始出现拗脾气。且出外游玩的时候，可能会表现出要抱抱不肯走路的态度，此时不妨与家中有同年龄小朋友的亲友结伴，这样可以刺激宝宝自己走路，以达到健身和运动之目的。

2 岁半～3 岁

充满自主性的小大人：想要参与家事，极力地想要表现自己是家中重要的一分子，家长可以将轻松的家事给宝宝做，趁此夸奖他做得好，以建立他的信心。而此时期的宝宝特别难缠，因为他的大脑已经慢慢有了自主性，懂得如何表达"要或不要"，对于和大人间的互动有了更明确的模式，正式地进入了所谓"小大人"的阶段。

二、1~3岁宝宝喂养指南

我国营养学会发布的《中国居民膳食指南》中幼儿膳食指南中指出：1 ～ 3 岁的宝宝正处在快速生长发育的时期，对各种营养素的需求相对较高，同时幼儿机体各项生理功能也在逐步发育完善，但是对外界不良刺激的防御性能仍然较差，因此对于幼儿膳食安排，不能完全与成人相同，需要特别关照。

1.逐步过渡

继续给予母乳喂养或其他乳制品，逐步过渡到食物多样。宝宝一岁时，可以继续给予母乳喂养直到 2 岁，或每日给予不少于相当于 350 毫升液体奶的幼儿配方奶粉，不宜直接喂给普通液态奶、成人奶粉或大豆蛋白粉等。当幼儿满 2 岁时，可逐渐停止母乳喂养，但是每日继续提供幼儿配方奶粉或其他的乳制品。同时，应根据幼儿的牙齿发育情况，适时增加细软烂碎的膳食，种类不断丰富，数量不断增加，逐渐向食物多样过渡。

2. 选择营养丰富且易消化的食物

1 ～ 3 岁宝宝食物的选择应依据营养全面丰富、易消化的原则，应充分考虑满足能量需要，增加优质蛋白质的摄入，以保证幼儿生长发育的需要；增加铁质的供应，以避免铁缺乏和缺铁性贫血的发生。鱼类脂肪有利于儿童的神经系统发育，可适当多选用鱼虾类食物，尤其是海鱼类。对于 1 ～ 3 岁宝宝，应每月选用猪肝 75 克，或鸡肝 50 克，或羊肝 25 克，做成肝泥分次食用，以增加维生素 A 的摄入量。不宜给幼儿直接食用坚硬的食物、容易误吸入气管的硬壳果类、腌腊食品和油炸类食品。

3. 采用适宜的烹调方式

幼儿膳食应专门单独加工、烹制，并选用适合的烹调方式和加工方式。应将食物切碎煮烂，易于幼儿咀嚼、吞咽和消化，特别注意要完全去除皮、骨、刺、核等；大豆、花生等坚果类食物，应先磨碎，制成泥糊浆等状态进食；烹调方式上，宜采用蒸煮炖煨等烹调方式，不宜采用油炸烤烙等方式。口味应清淡，不应过咸，更不宜吃辛辣刺激性食物，尽可能少用或不用含味精或鸡精、色素、糖精等调味品。

4. 营造良好的就餐环境

幼儿饮食要一日 5 ～ 6 餐，即一天进主餐三次，上午下午两主餐之间各安排以奶类、水果和其他稀软面食为内容的加餐，晚饭后也可加餐或喂给零食，但睡前应忌食甜食以预防龋齿。

5. 多做户外游戏及运动

鼓励幼儿多做户外游戏与活动，合理安排零食，避免过瘦或肥胖适当的阳光照射可促进儿童皮肤中维生素 D 的形成，对儿童钙质吸收和骨骼发育具有重要意义。正确选择零食品种，合理安排零食时机。

6. 水是最好的饮料

每天足量饮水，少喝含糖量高的饮料。水是人体必需的营养素，是人体结构、代谢和功能的必要条件。1 ~ 3岁宝宝每日每千克体重约需要水125毫升，全日总需水量约为1250 ~ 2000毫升。

7. 定期监测生长发育情况

身长和体重等生长发育指标反映幼儿的营养状况，父母可以在家里对幼儿进行定期的测量，1 ~ 3岁宝宝应每2个月至3个月测量一次。

8. 确保饮食卫生，严格餐具消毒。

三、1~3岁宝宝营养素需要量

1. 1~2岁宝宝一日营养素需要量

能量及营养素	推荐摄入量
能量	1050~1100千卡或4400~4600千焦
蛋白质	35克
脂肪能量	30%~35%
钙	600毫克
铁	12毫克

续表

能量及营养素	推荐摄入量
维生素A	500微克
维生素C	60毫克
维生素B$_1$	0.6毫克
维生素B$_2$	0.6毫克

2.2~3岁宝宝一日营养素需要量

能量及营养素	推荐摄入量
能量	1150～1200千卡或4810～5020千焦
蛋白质	40克
脂肪能量	30%～35%
钙	600毫克
铁	12毫克
维生素A	500微克
维生素C	60毫克
维生素B$_1$	0.6毫克
维生素B$_2$	0.6毫克

四、如何安排1~2岁宝宝乳类以外的膳食

对于1～2岁的宝宝,建议每日膳食安排:可选蛋类、鱼虾类、瘦畜禽肉等100克,米和面粉等谷类食物100～125克,用20克植物油烹制上述食物。

选用新鲜绿色、红黄色蔬菜和水果各 150 克，以果菜泥、果菜汁或者果菜末的形式喂给幼儿。

五、如何安排2～3岁宝宝乳类以外的膳食

对于 2～3 岁的宝宝，建议每日膳食安排：选用蛋类、鱼虾类、瘦畜禽肉类等 100 克，米和面粉等谷类食物 125～150 克，用 20～25 克植物油烹制上述食物。选用新鲜绿色、红黄色蔬菜和水果各 150～200 克。

六、幼儿营养不良的危害

1. 对身高的影响

营养不良初期，身高并无影响，但随着病情加重，骨骼生长减慢，身高亦低于正常。轻度营养不良，精神状态正常，但重度可有精神萎靡，反应差，体温偏低，脉细无力，无食欲，腹泻、便秘交替。合并血浆白蛋白明显下降时，可有凹陷性浮肿、皮肤发亮，严重时可破溃、感染形成慢性溃疡。重度营养不良可有重要脏器功能损害，如心脏功能下降可有心音低钝，血压偏低，脉搏变缓，呼吸浅表等。

2. 易造成免疫力低下

由于营养不良的患儿免疫功能低下，故易患各种感染性疾病，如反复呼吸道感染、鹅口疮、肺炎、结核病、中耳炎、尿路感染等；婴儿腹泻常迁延不愈加重营养不良，形成恶性循环。营养不良可并发自发性低血糖。

七、幼儿营养过剩的危害

1.体重超标

肥胖发生的年龄越小、肥胖病史越长，各种代谢障碍就越严重，成年后患糖尿病、高血压、冠心病、胆石症、痛风等疾病的危险性就越大。

2.可能导致儿童性早熟

性早熟可能与儿童在生长发育过程中盲目进补、过量摄入激素有关。在生理上，可能会导致儿童骨骺提前闭合，直接影响到孩子的最终身高；在行为上，由于儿童的心理发育尚未成熟，性器官的过早发育和性意识的过早觉醒，将导致儿童不具备相应的自控能力，女孩可能会出现早恋、早婚、早孕，男孩则可能出现性攻击、性犯罪等。

3.导致儿童龋齿率的上升

儿童进食的多为高蛋白、高能量的黏糊状食物，营养物质在乳牙边积累，变成了龋齿的温床。

4.对儿童心理的发展产生消极的影响

肥胖儿童经常是同伴嘲笑、捉弄的对象，因此与正常儿童相比，肥胖儿童容易表现出更多的心理问题，如孤独、自我封闭、逃避社交,进而形成一种恶性循环。

八、答疑解惑

1.1~3岁宝宝能吃巧克力吗

首先，宝宝在1岁以内是不能吃巧克力的。具体到几岁能吃，没有明确的规定。但是因巧克力是高能量高脂肪食物，本身营养价值并不高，而且含有咖啡因会提高兴奋性，并且口味非常的甜。所以，3 岁以内的孩子最好不吃或者少吃，以免养成孩子爱吃甜食、挑食偏食的坏习惯。即便是给孩子吃巧克力也一定要控制好量的问题。

2. 1 岁宝宝还需要每天喝奶吗

如前所述，母乳喂养的宝宝可以持续到 2 岁再断奶，人工喂养的宝宝也应在 1 岁后继续喂奶。1 ~ 3 岁的幼儿，每日应喂其不少于相当于 350 毫升液态奶的幼儿配方奶粉。这是因为，普通液态奶中蛋白质的含量为母乳的 3 倍，矿物质含量也比较高，由于幼儿的肾脏功能尚不完善，直接喂给普通液态奶会对幼儿肾脏和肠道造成较大负担，因此，不宜直接喂给普通液态奶。宜选择适当的幼儿配方奶粉，每日 50 ~ 80 克。

3. 幼儿必须在正餐之间加餐吗

1 岁时，宝宝的胃容量仅有 300 毫升左右，一次进食量有限，且由于幼儿咀嚼能力有限，所食用的食物多为细软膳食，故需要在两主餐之间给予适当的加餐，才能使其获得充足营养。

4. 如何安排宝宝的加餐

可以在两主餐之间安排以奶类、水果和其他稀软面食为主的零食，晚饭后除水果外逐渐做到不再进食，特别是睡觉前忌食甜食，以防止龋齿。

5. 宝宝能喝饮料吗

经常看到许多家长为了给宝宝解渴随便买一种饮料，其实，对于宝宝来说，最好的饮料便是白开水。幼儿新陈代谢相对高于成人，对能量和营养素的需要量也相对更多，对水的需要量也是如此。幼儿需要的水除了来自营养素在体内代谢生成的水和膳食食物所含的水分（特别是奶类、汤汁类食物含水较多）外，大约有一半的水需要通过直接饮水来满足，约为 600 ~ 1000 毫升。

目前市场上许多含糖饮料和碳酸饮料含有葡萄糖、碳酸、磷酸等物质，过多饮用这些饮料，不仅会影响孩子的食欲，容易诱发龋齿，而且还会造成过多能量摄入，从而导致肥胖或营养不良等问题，不利于儿童的生长发育，应该严格控制摄入。

此外，需要家长注意的是，1 ~ 3 岁幼儿活泼好动，出汗较多，另外肾脏功能还不是非常完善，容易出现缺水的现象；幼儿缺水时会使食欲受到明显抑制，因此，应特别注意让幼儿一日内均匀地足量饮水。尤其天气炎热时，可适当增加饮用凉白开水的次数以补充水分。

6. 宝宝多大能吃蜂蜜，为什么

应该给宝宝慎吃蜂蜜，尤其是 1 岁以内的婴儿不宜吃蜂蜜。蜂蜜在酿造、运输与储存过程中，易受到肉毒杆菌的污染。婴儿由于抵抗力弱，食入肉毒杆菌后，则会在肠道中繁殖，并产生毒素，而肝脏的解毒功能又差，因而易引起肉毒杆菌性食物中毒。

7. 如何安排给宝宝断奶的时间

世界卫生组织（WHO）与联合国儿童基金会（U-NICEF）在大量科学研究的基础上，建议哺乳妈妈坚持哺乳 24 个月以上。我国营养学会妇幼分会根据中国宝宝身体和消化系统发育状况认为，2 岁是宝宝最佳的断奶时间。现代社会生活节奏快，人们压力比较大，妈妈们一般在生产 4 个月后都要上班，所以基本上1岁左右就给孩子断奶，有的甚至更早。

断奶最好在春秋两季进行，避开寒冷的冬天和炎热的夏天。因为冬季是呼吸道传染病发生和流行的时候，而夏天则是胃肠道疾病盛行的季节。

8. 如何给宝宝断奶

（1）放松心态

许多妈妈在决定要给宝宝断奶时都感觉像是要面临一场大的战役，有的妈妈甚至提前半年都在担心那一天的到来，全家都严阵以待，气氛相当的紧张。其实，经历过给孩子断奶以后，妈妈们会说"其实也没有那么严重啦，当初自己真的是太紧张了"。是的，给孩子断奶真的没有那么严重，但是也不能掉以轻心，有人形容断奶的过程是一场温柔的战役，要想和平解决这场战役，就必须要做好充足的准备。

（2）妈妈们需要提前做好准备

首先，要给宝宝准备奶瓶和奶嘴，大一点的宝宝可以准备杯子喝奶；还有，就是让宝宝尝试一下奶粉的味道，提前适应然后再由母乳过渡到奶粉。另外，断奶前要好好添加辅食。有些宝宝断奶时明显抗拒母乳以外的任何食物，若想要避免这种情况，在宝宝断奶前一定要好好添加辅食。这不仅是为了让宝宝得到足够的营养，更重要的是培养他对食物的兴趣。另外，在吃饭时，最好让宝宝与你同桌，让宝宝看到你吃，以便他对食物产生兴趣。

（3）在断奶期间要掌握以下原则

① 循序渐进，自然过渡：建议妈妈们可以采取逐渐断奶的方法。逐渐减少喂奶次数，直到完全断掉母乳。循序断奶法是从每天喂母乳6次，先减少

到每天 5 次，等妈妈和宝宝都适应后，再逐渐减少，直到完全断掉母乳。在逐渐减少母乳的同时，给宝宝喂食配方奶或者辅食粥等来代替，给宝宝吃一些软、烂的食品。主食可吃软饭、烂面条、米粥、小馄饨等，副食可吃肉末、碎菜及蛋羹等。

②让宝宝慢慢适应其他食物：断奶的时间和方式取决于很多因素，每个妈妈和宝宝对断奶的感受各不相同，选择的方式也因人而异。如果你已经做好了充分的准备，你和宝宝也都可以适应，断奶的时机便已成熟，你可以很快给宝宝断掉母乳。

③减少对妈妈的依赖：断奶前，要有意识地减少妈妈与宝宝相处的时间，可以增加爸爸照料宝宝的时间，给宝宝一个心理上的适应过程。让宝宝明白爸爸一样会照顾他，逐渐减少对妈妈的依赖心理。这个时候就要充分发挥爸爸的作用，来帮助宝宝渡过"断奶期"。

④培养宝宝良好的行为习惯：在断奶前后，妈妈适当多抱一抱宝宝，多给他一些爱抚是必要的，但是对于宝宝的无理要求，却不要轻易迁就，不能因为断奶的歉疚而养成了宝宝的坏习惯。

⑤少吃母乳，多吃牛奶：开始断奶时，可以每天都给宝宝喝一些配方奶，也可以喝新鲜的全脂牛奶。尽量多鼓励宝宝多喝牛奶，但只要他想吃母乳，妈妈不该拒绝他。妈妈也可以为宝宝做一些辅食的准备。

⑥断掉临睡前的喂奶和夜奶：大多数的宝宝都有半夜里吃奶和晚上睡觉前吃奶的习惯。最难断掉的，恐怕就是临睡前和半夜里的喂奶了，可以先断掉夜奶，再断临睡前的奶，这时候需要爸爸或家人的积极配合。刚开始宝宝可能会闹腾几天，但只要坚持下来就会好转。另外，在断奶期间妈妈依然要让宝宝学习用杯子喝水和饮果汁，学习自己用小勺吃东西，锻炼宝宝生活自理的能力。

（4）断奶时的禁忌

非常不建议妈妈往奶头上涂墨汁、辣椒水、黄连之类的刺激物。妈妈以为宝宝会因此对母乳产生反感而放弃母乳，效果却适得其反，而且宝宝还会因恐惧而拒绝吃东西。也不建议突然给宝宝断奶，把宝宝送到娘家或婆家，几天甚至好久不见宝宝。长时间的母子分离，会让宝宝缺乏安全感，烦躁不安，哭闹剧烈。

9. 断奶后妈妈如何回奶

妈妈回奶时应遵循自然的原则，一般不需服用回奶药。根据泌乳原理，乳汁的产生是泌乳素与泌乳反射共同作用的结果，婴儿的吸吮，刺激乳头的神经末梢，并将刺激的信息传递到脑下垂体前叶，使之产生泌乳素。从刺激乳头到产生泌乳素的过程，称为泌乳反射。断奶过程中，婴儿吸吮的时间和次数少了，对乳房、乳头的刺激也相对减少，泌乳素的分泌也随之减少，乳汁的分泌也逐渐减少，这是一个自然过程。关键是减少对乳房乳头的刺激，除了减少吸吮外，不要让婴儿触摸乳房，淋浴时避免用热水冲洗乳房；饮食中减少水的摄入量；母亲感觉奶胀时，可挤出少量乳汁，不要过度挤奶，以免刺激乳汁分泌过多，还可用冰袋冷敷乳房减轻不适。

切勿采用传统的一夜胀退法，此法危害之一，乳汁淤积成块，使妈妈疼痛难忍；之二，乳汁积聚，营养丰富的乳汁为细菌提供了良好的环境，容易导致乳腺炎甚至脓肿而不得不手术治疗；之三，可使今后妈妈的乳腺出现较为严重的乳腺增生或其他病变。

其次，饮食方面，妈妈们的饮食宜清淡勿油腻，少喝水少喝汤，特别是鸡汤、鱼汤等发奶食物，可适当多吃韭菜、山楂等。

再次，断奶后要穿合身或稍紧一点的文胸，这样除了能抑制乳汁的分泌外，还能减轻乳房的胀痛。

最后，药物治疗。可以用炒麦芽煎水喝（50克煎服，每日3次），还可外敷芒硝（用小布袋包裹后敷在乳房上，避开乳头乳晕），也可服维生素 B_6、己烯雌酚、溴隐亭等药物，但必须在医生的指导下遵医嘱服用。另外，若是断奶期间出现乳腺硬块、局部皮肤发红、发热等症状，应及时就诊。

断奶成功后，建议妈妈们适当进行体育锻炼，多做扩胸运动，可使乳房较快地恢复弹性。

10. 宝宝每天需要多少钙

首先我们要了解孩子每天需要多少的钙。中国营养学会2000年出版的《中国居民膳食营养素参考摄入量》中所提供的数值如下：

年龄组(岁)	钙摄入量(毫克／日)
0～0.5	300
0.5～1	400
1～4	600
4～7	800

11. 宝宝缺钙时可能出现哪些症状

以下是宝宝缺钙时的可能症状，但各位家长要注意，有这些症状也不等于宝宝缺钙，出现了以下症状之一家长就要密切注意观察宝宝，最好到医院咨询医生的建议。

（1）夜间盗汗：尤其是入睡后头部大量出汗，哭后出汗更明显。

（2）睡觉不实，夜惊、夜啼 夜间经常突然惊醒，啼哭不止。

（3）性情异常：脾气怪，爱哭闹，坐立不安，不易照看。

（4）枕秃圈：后脑勺处的头发被磨光，形成枕秃。

（5）出牙晚、出牙不齐：有的小儿 1 岁半时仍未出牙，或牙齿发育不良，牙齿排列参差不齐，咬合不正，牙齿松动，过早脱落。

（6）生长迟缓，学步晚，骨关节畸形：缺钙的小儿多数 1 岁左右学迈腿走路。缺钙的孩子，由于骨质软，有的表现为"X"形腿，有的表现为"O"形腿，肌肉松软无力，腿骨疼痛。

（7）前囟门闭合延迟：常在 1 岁半后仍不闭合，形成方颅。

（8）常有串珠肋软骨增生，各个肋骨的软骨增生连起似串珠样，常压迫肺脏，造成小儿通气不畅，容易患气管炎、肺炎。

（9）肌肉肌腱松弛：小儿缺钙严重时，如果腹壁肌肉、肠壁肌肉松弛，可引起肠腔内积气而形成腹部膨大如蛙腹状。如果是脊柱的肌腱松弛，可出现驼背、鸡胸、胸骨疼痛。

（10）其他：小儿缺钙还时常出现食欲不振、精神状态不好、抽搐、对周围环境不感兴趣、智力低下、免疫功能下降等症状。

12. 如何诊断宝宝是否缺钙

小儿缺钙的主要表现是骨骼发育障碍和神经精神反应异常，长期缺钙对小儿智力发育也有一定影响。

对于儿科医生来讲，诊断一个小儿是否缺钙并不是一件很复杂的事，只要按照规范的诊断程序来做，就可以迅速的得出结论。目前对小儿缺钙的诊断比较混乱，有许多家长仅凭经验或者印象给孩子下了缺钙的结论，或者有的医生凭主观判断孩子缺钙，于是很多家长跟风补钙，引起社会上掀起给儿童盲目补钙的热潮。然而盲目补钙不但有可能给小儿健康带来危害，而且会造成社会资源的巨大浪费。

建议家长到正规的医院儿科为孩子做体检，根据医生的建议决定是否给孩子补钙。

对于医生来说，首先应该先了解小儿的喂养情况，比如小儿的喂哺方式如何？是母乳喂养还是人工喂养？孩子每天的奶量是否充足？孩子何时开始添加辅食？辅食添加是否合理？小儿的食物中是否含有丰富的钙营养？小儿消化吸收功能是否正常等。另外还要了解小儿的一般健康状况，小儿是否经常患病？孩子是否经常做户外活动等？医生要通过对家长的询问来确定小儿是否存在缺钙的可能。然后，医生要给小儿做全面的体格检查，通过检查进一步确定小儿是否存在缺钙的临床表现？小儿长期缺钙可导致骨骼发育异常，但由于人在器官发育上存在一定差异，所以发现小儿骨骼发育有轻微异常，也不能轻易下结论，应该经过对各种信息的综合分析或观察再做诊断，而不能一看到小儿头囟门大一点，或肋骨稍有一点上翘就诊断小儿缺钙。最后，医生应根据临床诊断需要给小儿做化验检查，化验检查是帮助儿科大夫诊断小儿缺钙的主要信息资料之一，诊断时可以用来参考，但却不能作为唯一的诊断依据。

按照正常的诊断程序诊断小儿是否缺钙，得出的结论才是科学的，才能符合孩子的实际情况，并对指导家长科学育儿起到促进作用。否则将给小儿健康、家庭、社会带来危害。家长怀疑小儿缺钙，应该找专业的儿科医生做科学的诊断，不要道听途说或者自己随便给孩子下缺钙的结论，更不能长时间，大剂量盲目补钙。

13. 如何给孩子补钙

一般来讲纯母乳喂养的孩子在 4 个月之前母乳里的钙能够满足孩子的需

要，这一阶段只需要适当补充维生素 D 就可以了。4 个月以后再根据宝宝的发育情况决定是否补钙。现在市面上琳琅满目的补钙产品让家长们无从选择，其实，家长只要掌握判断孩子是否缺钙的办法，能够在有一些缺钙信号时及时带孩子到医院确诊，剩下的家长就应该根据医生的建议给孩子进行科学的补钙了。家长尽量不要自己到药店选择补钙制品，以免造成盲目补钙。

14. 富含钙的食物有哪些

对于食物中的钙质来说，一方面我们需要考虑其钙的含量，另一方面要考虑其吸收率。有的食物含钙量很高，但吸收率很低。目前来讲，奶类应该是一种最佳的钙质来源，它含钙量高而且吸收率高。所以婴幼儿应该每日饮奶。

15. 家有小胖墩怎么办

妈妈们总是以孩子胃口还能吃为骄傲，但是各位妈妈可要注意别让宝宝吃成了"小胖墩"。中国儿童肥胖率年年攀升，数据显示，我国儿童肥胖率从 2010 年的 8.5% 上升到 2012 年的 12%，并持不断上升的趋势，儿童肥胖正发展成为严重的社会问题。2012 年，中国疾病预防控制中心有数据显示，全世界有 15.5 亿超重或肥胖儿童，其中 1.2 亿在中国，占全球肥胖儿的 8%。由于对孩子的溺爱而把孩子养成了小胖墩实则是害了孩子哦。

（1）宝宝怎么会体重超标

首先，宝宝肥胖根本原因和主要原因就是饮食问题。俗话说一口吃不成胖子，胖子是一口一口吃出来的。油炸食物、甜食都是宝宝体重超标的罪魁祸首。你家宝宝爱吃油炸食物吗？爱吃甜食吗？

中国传统上很多父母都认为孩子胖一点健康、富贵，特别是刚出生的宝宝，父母都以肉嘟嘟地为荣；大家都认为小胖子虎头虎脑的可爱，家长们最喜欢能吃的孩子，吃得越多越好，以为胖了就是强壮。在这样一种传统观念的影响下，很多父母对于儿童肥胖大都置之不理，殊不知，肥胖严重影响宝宝的身心健康。

其次，肥胖的原因还与近些年的科技快速发展有关，孩子们玩电子产品的时间远远大于在外活动的时间，这种肥胖被称为坐出来的肥胖。记得我们小时候没有孩子愿意待在家里，整天都是无拘无束地在外玩耍；而现在的孩子每天就是在家看电视、玩手机、玩 ipad、玩电脑，只有家长有时间才能带他们出来玩。孩子们在外活动的时间越来越少，在家里玩电子产品的时间越来越多，孩子运动量不够直接导致的结果就是肥胖。这是因为孩子摄入的能量大于消耗的能量，多余的能量就以脂肪的形式储存在体内，久而久之，孩子就成了坐出来的小胖墩。所以提醒各位家长，只要有时间一定要保证宝宝在外的活动量，最好每天保证孩子在外活动 2 ~ 3 个小时。切忌让孩子过早的接触电子产品，以免孩子沉迷其中。

（2）宝宝肥胖的危害

① 肥胖是危害儿童健康的重要杀手，肥胖不仅影响体型，还会影响孩子的心肺功能。因为体重的增加而身体笨重，行动迟缓，动作不灵活，容易发生意外，肥胖儿童体内脂肪过多，可使氧气消耗量增加，表现出无精打采、昏昏欲睡，影响学习效果，还会因为体型不佳而造成心理障碍。

② 儿童肥胖易患脂肪肝。数据显示，中国 10.2% 的肥胖儿童患有脂肪肝，5 ~ 10 年内，17% 的脂肪肝患者会演变为脂肪性肝炎，其中又有 20% 会在 20 ~ 40 年内发展成肝硬化，脂肪肝进而发展成肝癌。

（3）如何判断宝宝肥胖

一般有两种方法帮助妈妈们判断宝贝是否体重超标。

① 儿童体重指数计算公式

标准体重 = 年龄 x 2 + 8

轻度肥胖：超过标准体重 20% ~ 30 %

中度肥胖：超过标准体重 40% ~ 50 %

重度肥胖：超过标准体重 50% 以上

② 儿童体重正常增长速度

婴儿期是生长发育的加速期，1 岁以后增长速度减慢，全年增长 2.5 ~ 3.0 千克，平均每月增长 0.25 千克，至 2 岁时体重约重 12 千克，为出生时的 4 倍。2 岁后体重增长更慢，每年增长 2.3 千克左右，增长的速度趋于缓慢。

从 2 岁至青春前期（6 岁）身高和体重粗略估计计算公式为：2 岁至青春前期体重（kg）＝年龄乘以 2+7（或 8）

儿童少年时期是由儿童过渡到成年人的关键时期，可分为学龄期（6 ~ 12 岁）和少年期或青春期（13 ~ 18 岁）。学龄期体重每年可增加 2 ~ 2.5 千克，青春期体重每年可增长 4 ~ 5 千克。

（4）怎么给宝宝减肥

给宝宝减肥对于很多家长来说是一件不可能完成的任务，因为家长们会觉得很残忍，不忍心。其实，我们了解了宝宝肥胖的原因后对症下药，给宝宝减肥的过程也可以是轻松的；可以从以下几个方面入手：

① 控制饮食：在保证健康的前提下逐步控制饮食，使体重减轻，刚开始只要限制体重过快增长，继而保证下降，每月达到 1 ~ 2 千克左右，直至下降超过 10% 时，即无须限制饮食。严格控制高脂肪及高糖饮食的摄入，可选择瘦肉、鱼、虾、豆制品等。脂肪 20% ~ 25%，碳水化合物做到粗细粮搭配，少吃甜食及零食。适当减少热能摄入，极 / 重度肥胖的宝宝，热能达相同身

高标准体重的 70% 左右。食物分色，选有助疏通的。应选择体积大，热能少的食品，以满足宝宝的食欲及饱足感。比如蔬菜中的芹菜、萝卜、韭菜、茭白等。水果要选甜度较低的品种。这样，既保证维生素及矿物质的需要，同时减慢胃排空，肠道吸收也会减少。

② 运动锻炼：胖宝宝必须增加运动量及体育锻炼，才能达到增强体能，消耗、减少皮脂的目标。注意要选有趣的，宝宝能坚持的运动，比如可以结合日常生活中宝宝玩的游戏增加运动量，外出郊游、爬楼梯等也可以考虑。三餐吃饱，午餐吃好，晚餐吃少，有利宝宝生长发育。少食多餐有利于胖宝宝减肥。细嚼慢咽，每口饭菜最好咀嚼 20 次左右，每餐饭在 20 ~ 30 分钟吃完，控制进食量。尽量少喝饮料，宝宝每日所需水分以补充白开水为好。

勿贪食、偏食糖类及高脂肪、高热量食品，尤其是"洋"快餐。

限制零食。有的宝宝正餐时吃得不多，但零食不断，以至摄入总热能超过人体需要，从而转化为脂肪。

养成参加劳动和体力活动的习惯。每天安排一定时间的户外有氧体育活动。

每天看电视时间控制在 1 小时之内。

用餐后不要立即入睡，可安排散步和安静游戏等活动。

（5）怎么预防宝宝变小胖墩

当然了，预防是关键哦，怎么预防呢？首先家长要摒弃传统观念中认为孩子越胖越好，吃得越多越好。只要孩子保持正常的身高体重等生长发育状况，根本不需要让孩子吃太多，只要保证孩子营养均衡、吃饱就可以了。然后，各位家长要以身作则，运动从自身做起，做一名热爱运动的家长，以此感染孩子多参加户外运动。自身就懒惰的家长，孩子一般也不会热爱运动。

16. 宝宝怎么吃也不胖，咋办

生活中，宝宝太胖妈妈愁，可要是把孩子养成个瘦宝宝，妈妈会更心焦。如今，不少宝宝到医院看内分泌科，原因是父母用尽心思，可是他们就是瘦弱不堪。儿童内分泌专家认为，3岁前是宝宝生长发育的关键时期，过瘦会影响身体发育，甚至出现发育迟缓等。家长们要重视瘦宝宝的现状，了解变瘦的基本状况和原因，对症下药。

（1）吃得不少就是不长肉

有的宝宝并不挑食，而且吃得很多，可就是光吃不长肉。一些妈妈误认为，孩子也许天生就是"瘦人"。其实，这样的宝宝可能是因为消化功能太差，吃得多，拉得也多，食物的营养素未被吸收、利用。如果妈妈准备的食物质量不好、主要营养素不够，比如：蛋白质和脂肪等含量低，宝宝也会瘦。再者，就是宝宝的能量消耗量大于摄入量，摄入的营养素不能满足宝宝身体生长需要，孩子当然也不会胖。此外，如果宝宝总是处在饥饿状态，还有可能是消化道有寄生虫病；若孩子还表现为体重下降、体质虚弱的话，则很可能患有某种内分泌疾病，这时应带孩子去医院进行体检和治疗。

（2）对饭菜完全"不感冒"

有的宝宝一见饭菜就跑得远远的，好像跟饭菜有仇。这是典型的厌食症，出现厌食的原因多种多样，有的可能是由于缺锌、铁、钙，有的可能是贫血、胃病、消化不良等引起的。过分溺爱和不当的喂养方式也可能造就孩子厌食。妈妈要自我检讨，是不是平日里为孩子准备的食物太单调，而且没有规律；或者是放纵孩子胡乱吃零食，养成了不爱吃饭的坏习惯。另外，还有一些早产儿、有遗传性疾病因素的宝宝，如果缺少相对特殊和合理的养护，也会使体重过轻。

（3）找准病因，对症"下药"

先给孩子做全面检查，然后再调整膳食结构，改善喂养办法，纠正不良饮食习惯。通过身体的全面检查，妈妈可以了解宝宝的消化系统、脾和胃等健康状况，病症严重的话，可以按照医嘱适当用药，而对于锌、铁、钙和贫血等轻微缺乏者主张用食物补充。大部分的宝宝过瘦跟营养膳食结构不合理、喂养方式不当、饮食习惯没有规律有关。毕竟在这个阶段，宝宝的成长动力主要依靠营养素的摄入。每天的食物应保证尽量多样化，谷物、肉类、豆类和蔬菜应该合理搭配，让宝宝重拾对餐桌的期待。而奶类、蛋类、肉、鱼和豆类等不但是蛋白质的主要来源，还富含多种营养成分，这样才能搭配出合理、科学的膳食。

纠正不良饮食习惯，保持固定进餐时间。每天早餐不超过7点半，晚饭时间不超过晚上8点半，妈妈不能以任何借口随意改变孩子的进食时间。零食会伤了宝宝的胃，还会坏了孩子的饮食习惯。因此，建议让孩子戒掉零食，养成良好的饮食习惯。

九、宝宝必需的几大营养素

（一）宝宝必需营养素之锌

1. 锌是人体中不可缺少的微量元素

如果体内缺乏锌，就会影响健康，特别是正在成长的婴幼儿如果锌缺乏会导致一系列的身体疾病的产生，影响其生长发育，中国人传统膳食习惯中，含锌较高的食物如动物肝脏和海鲜等，并非是中国家庭常用的食物，故容易导致儿童缺锌。

2. 哪些孩子容易缺锌

（1）孕期锌营养不足：孕期对锌的需求量约为 100 毫克，其中大概 50% 被胎儿吸收，而胎儿对锌的需求在孕晚期达到峰值，如果准妈妈的一日三餐中缺乏含锌食品，势必会影响胎儿对锌的利用，使体内贮备的锌过早被吸收，孩子出生后就易出现缺锌症状。

（2）早产儿：早产将导致孩子失去在妈妈体内贮备锌元素的黄金时间，造成先天性锌不足。

（3）人工喂养宝宝：母乳含锌量极丰富，可达正常人血锌浓度的 6 ~ 7 倍，这个数值更是远远超过了营养价值极高的牛奶，更重要的是其吸收率高达 42%，这是任何非母乳食品都不能企及的。因此，如果您的孩子是非母乳喂养，就更应该注意是否缺锌了。

（4）偏食多动的宝宝：爱动是孩子的天性，特别是在炎热的夏季因爱动每天随汗液排出的锌丢失量可达 2 ~ 3 毫克，如果恰恰你的孩子又存在挑食偏食的情况，那难免要中招了。

（5）免疫力差，体弱多病儿：体弱多病的孩子往往食欲减退，动物性蛋白摄入较少，导致食物中含锌量不足；有些孩子因生病长时间依赖单纯性静脉输液也易出现锌摄入量不足。

（6）消化吸收功能不好：容易腹泻的孩子也容易缺锌。

2. 怎样了解宝宝是否真的缺锌了呢

（1）喜欢吃稀奇古怪的东西。喜欢吃衣物、啃玩具、咬指甲、硬物、吃头发、纸屑、生米、墙灰、泥土、沙石等。

（2）食欲减退、挑食、厌食、拒食或食量减少，没有饥饿感，不主动进食。

（3）免疫力低下，经常生病，如感冒发烧、呼吸道感染、扁桃体炎、支气管炎、肺炎、出虚汗、睡觉盗汗等。

（4）生长发育缓慢,身高比同龄小朋友低 3 ~ 6 厘米,体重轻 2 ~ 3 千克。

（5）多动、反应慢、注意力不集中、学习能力差。

（6）指甲出现白斑,手指长倒刺,舌头呈地图状,即舌头表面有不规则的红白相间图形。

（7）皮肤容易破损,外伤时,伤口不容易愈合,易患皮炎、顽固性湿疹。口腔溃疡反复发作。

（8）视力异常,有视力下降、夜视困难、近视、远视、散光等表现。

以上 9 种表现,如果您家宝宝具备了 3 种,就可能缺锌了,要及时带孩子到医院检查清楚,检查后即使没有缺锌或轻微的缺锌,也要及时处理宝宝出现以上的行为。

3. 如何预防宝宝缺锌

预防缺锌主要靠调整膳食。母乳中锌的生物效能比牛奶高,因此,大力提倡母乳喂养,是预防缺锌的好途径。如母乳不足,可喂一些含锌乳品。单纯用大豆蛋白代替乳类喂养婴儿,就很容易造成锌的不足。

对于生长发育中的儿童,适量摄入含锌丰富的食物也是最有效的补锌方法。例如粗制完整的谷类食物中含有丰富的锌;海产品含有丰富的锌,如海带、紫菜、鱿鱼、牡蛎、黄鱼等,尤其牡蛎中含有较高的锌;动物内脏、蛋类、坚果类、食用菌、瘦肉类、豆类、鱼类等均含有丰富的锌;绿色蔬菜也含有丰富的锌,其中芹菜含锌量较丰富。据中国预防医科院的研究发现,2 ~ 6 岁儿童每日在膳食的基础上,补充 2.5 毫克锌就足以预防锌缺乏。对于已确诊为锌缺乏的儿童,每日补充 5 毫克锌即有治疗作用。

一般情况下,每天随食物进入人体的锌大约为 10 ~ 20 毫克,但只有 2 ~ 3

毫克吸收到人体内。我国规定每日膳食微量元素的摄入量，青少年和青年男女都是 15 毫克，如果饮食正常，一般是不会缺锌的。

如果通过食物补锌效果不显著，就应在医生的指导下用锌剂进行治疗，口服硫酸锌和葡萄糖酸锌均能取得一定疗效。

食物过度加工，会使锌遭受破坏，因此，烹调食物时要控制好火候，以减少锌的流失。

食物中的铁、钙、磷、铜等成分含量过高时，锌的吸收利用率就会降低。应在日常饮食中保证食物多样化，力求达到平衡膳食。

4. 补锌切忌补过量

锌是微量元素，因此补充一定要适度。如果摄入过多也会造成中毒，出现恶心、呕吐、腹痛、腹泻等胃肠道症状，还会引起发烧、贫血、生长受阻、关节出血、骨骼分解、肾衰竭、心脑血管疾病等。另外，人体内摄入的锌过多，会干扰其他营养素的吸收。同时，体内过多的锌还会抑制白细胞的吞噬与杀菌作用，使免疫功能低下。

（二）宝宝必需营养素之钙

1. 如何判断宝宝缺钙

由于小儿生长迅速，并且户外活动少，晒太阳少，常引起钙的吸收不足而导致各种缺钙表现。小儿是否缺钙可从以下几个方面判断：

（1）常表现为多汗，与温度无关，尤其是入睡后头部出汗，使小儿头颅不断摩擦枕头，久之颅后可见枕秃圈。

（2）精神烦躁，对周围环境不感兴趣，有时家长发现小儿不如以往活泼。

（3）夜惊，夜间常突然惊醒，啼哭不止。

（4）1岁以后的小儿表现为出牙晚，有的小儿1岁半时仍未出牙，前囟门闭合延迟，常在1岁半后仍不闭合。

（5）前额高突，形成方颅。

（6）常有串珠肋，是由于缺乏维生素D，肋软骨增生，各个肋骨的软骨增生连起似串珠样，常压迫肺脏，使小儿通气不畅，容易患气管炎，肺炎。

小儿缺钙严重时，肌肉肌腱均松弛。如果腹壁肌肉、肠壁肌肉松弛，可引起肠腔内积气而形成腹部膨大如蛙腹状。如果是脊柱的肌腱松弛，可出现驼背。1岁以后小儿学走路，如果缺钙，可使骨质软化，站立时身体重量使下肢弯曲，有的表现为"X"形腿，有的表现为"O"形腿，并且容易发生骨折。

2. 影响钙吸收的因素

给宝宝补钙首先要明确是否需要补钙，并不是所有宝宝都需要补钙。如果人工喂养的宝宝每天摄取700～750毫升的配方奶，钙的摄取量就是充足的。一般母乳喂养的婴儿可以补钙。配方奶喝得较少的大龄婴儿，如8～12月龄的宝宝也可以考虑补钙。此外，经医生诊断缺钙的小宝宝应该补钙。

对于缺钙的宝宝来说，很多时候并不一定是宝宝的钙摄入量低，而是因为宝宝钙吸收率低导致缺钙，所以家长们了解关于促进钙吸收和抑制钙吸收的因素很重要。

（1）促进钙吸收的因素

维生素D可以促进小肠对钙的吸收，并促进钙在骨骼的沉积。饮食中蛋白质供应充足有利于钙的吸收，这可能是由于蛋白质消化产生的氨基酸可以与钙结合，形成可溶性的钙盐，因而促进钙的吸收。机体对钙的需要量增多时，食物钙的吸收率会有所提高，例如成人仅能吸收膳食中钙的20%，而婴儿和孕妇对膳食钙的吸收率可高达 50% 左右。此外，机体对钙的需要量增加时，膳食钙的潴留也会增多。

（2）抑制钙吸收的因素

食物中含草酸或植酸过多时，不仅食品本身所含钙不易被吸收，而且还会影响其他食品中钙的吸收，如菠菜、竹笋、苋菜、蓊菜、毛豆、茭白、洋葱、草头等。因此在烹调这些蔬菜之前，可先将这些菜在沸水中烫一下，可去除其中的草酸和植酸。脂肪进食过多时，消化后产生的游离脂肪酸在肠道来不及吸收，也容易与钙结合而随粪便排出，使钙的吸收减少。膳食蛋白质摄入过多时，会增加尿中钙的排出量。因此要注意合理的膳食结构，避免摄入过多的脂肪和蛋白质。此外，膳食纤维摄入过多时，其中的成分与钙结合也会降低钙的吸收，因此不提倡小孩吃过多的粗杂粮。

3. 究竟如何补钙

（1）适当晒太阳

经常让宝宝在户外活动。春秋天，你可直接让宝宝在太阳下，夏天在树荫下，使宝宝的皮肤经常接触紫外线。紫外线照射，可促进皮肤内贮存的 7- 脱氢胆固醇，经光化学作用转化为维生素 D_3。太阳光照射，可使皮肤贮存维生素 D_3 备用，不会使维生素 D 过量。晒太阳时不要隔着玻璃窗，阳光中的紫外线很少能穿透玻璃窗。而且，要尽量多露出皮肤，增加皮肤对维生素 D 的合成。

（2）口服钙剂

钙剂的制剂很多，补钙时一定要同时补充维生素 D，促进钙在肠道的吸收和利用。避免把钙剂放到牛奶、米汤或稀粥等食物中，食物中的植酸会影响钙吸收，导致体内钙吸收下降。钙剂最好在两餐之间服用，这样可使钙被体内更好利用，进餐时服用容易影响钙的吸收率。

（3）乳钙

乳钙类产品由纯天然牛乳提取，适合婴幼儿吸收。

（4）食疗

日常中补钙效果最好的食物是奶类及奶制品。一袋牛奶可以补充大概300毫克的钙，且孩子的吸收效果非常好，所以，建议每天让孩子坚持和牛奶，至少250～500毫升。或者适当吃些奶制品，如奶酪等。其次是豆类和豆制品，每天坚持吃25～50克的豆制品也能帮助孩子有效的补充钙。再者，补钙效果很好的是深绿色的蔬菜，如：小白菜、青菜、茼蒿、空心菜、苋菜、菠菜、绿色菜花，孩子每天可以吃150～200克。

4.补钙产品的选择

给宝宝选钙，并非越贵越好，应根据自身需要选用。目前市场上流通的钙产品适宜人群不同，钙产品的市场种类非常丰富，钙主要分为有机钙和无机钙两大类。无机钙的代表是碳酸钙,无机钙含钙量高,相对而言吸收率稍低。有机钙的代表是乳酸钙、葡萄糖酸钙、柠檬酸钙等，它的含钙量相对无机钙稍低，但是吸收率要比无机钙高。应该为宝宝选用哪种补钙方式？具体选择何种钙剂需要根据各种钙剂的特点和服用的人来决定。

（1）碳酸钙

含钙量高，副作用小，价格便宜，吸收率高，可以达到40%，与牛奶相似，是大众易于接受而广泛应用的一种钙制剂。

（2）乳酸钙

是我国传统的钙补充剂之一，其优点是容易溶解，缺点是钙含量低。这类制剂有：乳酸钙，含钙 13%；葡萄糖酸钙，含钙 9%，制成片剂后含量更低，要达到成人每日补充钙 1000 毫克，需服用太多药片，这是人们难于接受的。

（3）磷酸氢钙

是日本常用的补钙品种，含钙 23.3%，相对较高，我国部分药厂也有生产，每片含钙量 70 毫克，含钙量与药品价格属中等，但它的缺点是药片崩解和吸收较难，加之它含磷高，对肾功能障碍者有害，因此应用较少。

（4）枸橼酸钙

含钙量为 21.1%，水溶性好，生物利用也较磷酸钙好，其吸收不依赖胃酸，有泡腾片，更适合人服用。

（5）活性钙

是生物钙（贝壳类）高温煅烧而形成的钙混合物，钙含量高，但其水溶液是强碱性，对胃肠刺激性大，不适合老年胃酸缺乏者。与食物同食可减少胃肠刺激。

（6）有机钙

氨基酸钙与蛋白鳌合钙在我国已开始应用。另外，补钙不是越多越好，重要的是看吸收。每次服用元素钙超过 200 毫克时，就会降低吸收率。

（三）宝宝必需营养素之铁

1. 铁对于宝宝的重要性

铁在人体中的主要功能是参与制造红细胞中的血红蛋白，而血红蛋白的作用，是将吸入的氧气运输到全身各组织细胞中，以维持生命。临床观察表明，缺铁的儿童由于血容量减少，使得携氧能力降低，就不能将氧气及时输送到体内各组织细胞中。

儿童的生长发育非常迅速，由于血容量的增加，对铁的需要量也随之增多，如果在此时期儿童的日常饮食结构不合理，每日铁摄入量不能满足体内的需要，或者在婴幼儿期没有及时地添加含铁丰富的辅助食品，或者儿童有不良饮食习惯，如挑食、偏食或厌食等，均可能引起营养失衡，造成体内缺铁。另外，儿童患有肠道寄生虫病时，体内大量的铁会被夺走。慢性腹泻及消化不良等病症会对铁的吸收和利用造成障碍。

尽管缺铁性贫血很少引起死亡，但会影响儿童体格及智力的发育，特别是在儿童生长发育高峰期，体内缺铁会造成小肠吸收功能紊乱，使促进生长发育的营养物质减少，严重者会发展为贫血性心脏病或心力衰竭。

缺铁性贫血还会干扰中枢神经系统的成熟，对精神行为造成不良影响，影响智力发育，导致行为异常，对环境反应能力降低、听觉与视觉表现出早期缺陷。许多患有缺铁性贫血的儿童，不能够与其他孩子一样正常地学习和游戏。

另外，缺铁性贫血可使皮肤黏膜的防卫功能以及免疫功能降低，因此患儿容易感染其他疾病。

2. 缺铁的常见表现

爱哭闹、睡中惊醒、睡中腿抽筋而醒、精神萎靡、厌食、挑食、生长发育迟缓、经常头晕、膝盖疼、抽筋、失眠、感冒、发烧、咳嗽、腹泻、注意力不集中、理解力、记忆力差、学习成绩差。

3. 宝宝为什么会缺铁

（1）宝宝体内存铁量不足

胎儿可自母体获得铁并储存于体内，以便离开母体后使用，这部分储存主要来自孕末期，也就是胎儿期从母体所获得的铁以妊娠最后 3 个月为最多。正常足月儿体内所贮存的铁在出生 5 个月内已足够用于血红蛋白的合成。如果在孕期准妈妈患严重缺铁性贫血或者胎儿早产，或者是双胞胎都可能造成新生儿贮铁减少。

（2）铁的摄入量不足

母乳和牛乳中铁的含量均较低，宝宝 6 个月后，如果单用奶类喂养又不及时添加含铁较多的辅食，则易发生缺铁性贫血。

（3）生长发育因素

小儿生长发育速度越快，铁的需要量相对越大，越易发生缺铁。婴儿至 1 岁时体重增至初生时的 3 倍，早产儿可增至 5~6 倍。如不注意含铁食物补充，则婴儿期尤其是早产儿更易发生缺铁性贫血。

（4）铁消耗或丢失增多

由于长期腹泻、肠吸收不良等引起铁的吸收障碍时也可导致缺铁性贫血。

4. 宝宝缺铁的信号

宝宝的皮肤、黏膜逐渐苍白或苍黄，以口唇、口腔黏膜及甲床最为明显。易感疲乏无力，易烦躁哭闹或精神不振，不爱活动，食欲减退。年龄大些的宝宝可诉头晕、眼前发黑、耳鸣等。到医院检查会发现贫血，所谓贫血，就是红细胞数减少，或者血红蛋白量减少。检查是不是贫血，只有通过验血才能反映出宝宝的真实情况。由于婴儿期造血系统不完善，会出现短暂的自限性生理性贫血，2~3 个月时血红蛋白含量降至 110 克/升，但 3 个月后会逐渐恢复到正常，宝宝年龄不同诊断的金标准也不同。如果宝宝低于标准，再结合容易发生贫血的危险因素（如早产）以及宝宝的日常表现，就可诊断贫血。

5. 不同时期宝宝补铁方法

小时候严重缺铁的儿童，在学习能力、记忆能力和思考能力测试中都没有达到正常水平。缺铁情况最严重的青少年，长大后智力受影响情况会加重。此外，一些缺铁的孩子在成长过程中，智力发展始终没能赶上正常水平。所以妈妈们要重视给宝宝补铁。

（1）准妈妈决定胎宝宝体内铁存量

胎宝宝时期，准妈妈要特别重视饮食营养，适当增加含蛋白质、维生素、铁和叶酸比较丰富的食物摄入，以保证血红蛋白合成的需要。到了妊娠中期，可根据身体状况予以小剂量铁剂补充，维持至产后。一旦查出患有贫血，应及时在医生指导下补铁，及时纠正贫血，减小危害。

（2）母乳喂养

0～4个月的宝宝，母乳含铁量很低，1000毫升母乳含铁量仅有 1.5～2.0 毫克，但吸收率高达 50%，因此妈妈要喂宝宝母乳。

（3）强化铁辅食

6个月以上的宝宝，要及时添加含铁丰富的食物。可以给宝宝喂强化铁的奶粉、米粉、饼干等。

（4）食用含铁丰富的食物

8个月的宝宝多选择富含血红素铁的食物。如动物肝脏、瘦肉、鱼、鸡鸭血、鲜蘑菇、黑木耳、发菜、大枣、芝麻酱及豆制品等。

（5）多吃含维生素C的食物

一岁以上的宝宝在吃含铁食物的同时，吃一些含维生素C多的水果，会使铁的吸收率提高4倍以上。樱桃、橙子、草莓，香椿、蒜苗、菜花、苋菜等都是适合宝宝吃的维生素C含量较高的水果和蔬菜。

6. 最适合宝宝的补铁食物

给宝宝补铁首选食补，在宝宝的日常饮食中多吃一些含铁食物，相对于吃补铁产品，食补不仅易于吸收，还更加安全。

动物肝脏是预防缺铁性贫血的首选食品，含铁量高且吸收率好，容易进食和消化，而且不容易引起过敏，特别适合给宝宝吃。猪肝铁的含量最高，每100毫克含29.1毫克，羊肝为17.9毫克，牛肝为8.8毫克，而鸡肝含铁量为最低，每百克鸡肝只含8.5毫克铁。

动物血即煮过的动物血凝块，俗称血豆腐，营养丰富，含铁量高，吸收率高，如100克猪血含铁260毫克，相当于猪肝中铁含量的10倍，从古代开始，就一直是补血佳品。

💙 **小贴士**

人体对铁的需求有一定限制，血豆腐由于含铁量太高，反而不适合大量食用。

各种瘦肉：虽然瘦肉里含铁量不太高，但铁的利用率却与猪肝差不多。

黄豆及其制品：黄豆在我国人民营养及儿童营养方面的重要性及地位，已有不少营养学家提到过。每100克黄豆及黄豆粉中含铁11毫克，人体吸收率为7％，远较米、面中的铁吸收率为高。

芝麻酱：芝麻酱富含各种营养素，是一种极好的婴幼儿营养食品。每100克芝麻酱含铁58毫克，同时还含有丰富的钙。磷、蛋白质和脂肪，添加在多种婴幼儿食品中，深受儿童们欢迎。

绿叶蔬菜：虽然植物性食品中铁的吸收率不高，但儿童每天都要吃它，所以蔬菜也是补充铁的一个来源。

黑木耳：每 100 克黑木耳里含铁 98 毫克，比动物性食品中含铁量最高的猪肝高出约 5 倍，比菠菜高出 30 倍。但黑木耳的吸收率相比之下较低，而且黑木耳有润肠作用，对肠胃虚弱的宝宝不太合适。

特别提示：

动物肝脏、动物血都容易积攒动物本身的毒素，在购买时一定要选择放心的卖家。

（四）宝宝必需营养素之硒

1. 硒与宝宝的视力息息相关

视力是人类观察事物，从事工作、学习、生活、娱乐和情感交流的主要机能。视力好坏，已成为许多重要职业的基本条件。

维生素 A 能够提高夜间视力，早已被多数人认识并广泛应用。而微量元素硒对视力的作用至今知者甚少，重视不够。科学测定人体眼睛特别是眼球内的视网膜、虹膜、晶状体等与视力相关组织含硒量最高。硒被确定为形成视力不可缺少的元素。科学家曾对 2434 例 7 ~ 14 岁少年儿童进行了临床观察分析，其中近视 1284 例，远视 1046 例，散光 98 例，斜视 4 例，其他 2 例。这些视力不好的少年儿童，血液中硒含量均低于正常水平，尿中含硒量也低于正常含量。对上述儿童进行食物补硒及保健品补硒，一年后，对以上少年儿童做视力复查，近视、远视、斜视的好转率达到 85%。

现代研究证实，缺硒是影响视力的重要因素之一，青少年和儿童时期足量补硒对其成长非常重要。

2. 硒能保护宝宝的心脏

心脏是生命运动的核心，心脏功能不好不仅直接影响健康状况，而且严重威胁生命。

硒对心脏功能的保护作用国内外科学界早有定论。美国调查发现，食物中含硒量低的地区，死于心脏病、中风及其他心血管疾病的人数，要比含硒高的地区高出三倍。国内大量调查，缺硒及贫硒地区人群，不仅心脏病发病率高，而且在全国许多地区已经形成以心脏损害为主要病变的所谓克山病流行。

辅酶 Q 是体内能量代谢不可缺少的活性物质，能促进生物高能物质的生成，保证心肌能量供给，改善心肌代谢，保护心脏功能。硒是组成辅酶 Q 的重要成分，直接参与辅酶 Q 的合成。因此，补硒对提高心脏功能，预防心脏疾病有益。

3. 如何判断缺硒

一般来讲，家长要密切注意宝宝的生长发育情况，宝宝在硒缺乏时常常表现为牙无色，皮肤、头发无色素沉着以及细胞贫血、精神萎靡不振、抵抗力下易患感冒。严重缺乏硒会发生克山病、大骨节病，甚至引发心肌病及心肌衰竭。如果出现以上现象，家长应及时带宝宝到医院检查由医生确诊宝宝是否缺硒。

4. 硒的需要量

许多地区土壤缺硒，导致低硒植物的产生，造成低硒水平食物链，从而引发人体缺硒。我国部分地区均属于国际公认的缺硒地区，其中黑龙江、吉林、山东、江苏、福建、四川、云南、青海、西藏等省份是严重缺硒区。生活在上述地区的家长也更要密切关注自己的宝宝是否缺硒。

宝宝对硒的日常最少需求量为:1 ~ 6个月的宝宝每日需5微克,7个月 ~ 1岁的宝宝每日需10微克,1 ~ 3岁的宝宝每日需20微克。母乳喂养的宝宝对硒的需求基本都可以从母乳中获得。

5.补硒不能盲目

硒过多对宝宝同样危害大:硒的摄取一旦过量,会干扰体内的甲基反应,导致维生素 B_2、叶酸和铁代谢紊乱,如果不及时治疗,会影响宝宝的智力发育。所以,给宝宝补硒不要过量哦。

(五)宝宝必需营养素之维生素 A

1.什么是维生素 A

维生素 A 的化学名是视黄醇,顾名思义,就是跟视觉有着莫大的关系,又称为"抗干眼病因子"。

维生素 A 是一种脂溶性维生素,可以分成两种:维生素 A 醇和胡萝卜素。维生素 A 醇只存在于动物性的食物中;而胡萝卜素可从植物性及动物性食物中摄取。

2.维生素 A 的作用

维生素 A 具有多种生理功能,对视力、生长、上皮组织及骨骼的发育和胎儿的生长发育都是必需的。

(1)维持正常的是视觉功能,防止夜盲症和视力减退,有助于对多种眼疾的治疗。

(2)有助于免疫系统功能正常,有抗呼吸系统感染的作用。

（3）维持骨骼正常生长发育，维护皮肤、头发、牙齿、牙床的健康；孕妇如果缺乏维生素 A 时会直接影响胎儿发育，甚至发生死胎。

3. 维生素 A 缺乏症

（1）对于暗环境的适应能力下降，容易有夜盲症及干眼病。

（2）容易导致支气管炎等呼吸道疾病。缺乏维生素 A，上皮组织分化不良，皮肤特别是臂、腿、肩、下腹部皮肤会变得粗糙，干燥、鳞状态等角化变化。口腔、消化道、呼吸道和泌尿生殖道的黏膜褪去滋润、柔软性。

（3）生长发育不良，尤其是儿童。缺乏维生素 A 会影响骨骼发育，齿龈增生与角化，使牙齿停止生长。

（4）味觉、嗅觉减弱，食欲下降。

4. 维生素 A 过量

维生素 A 是一种脂溶性维生素，不容易代谢排出，摄入过量会出现慢性中毒迹象。如皮肤干燥、易脱发，唇和口角易出血等症。

一般情况下，维生素 A 的补充是通过饮食补充；如果有必要服用一些维生素 A 营养品，需征询医生意见。

5. 富含维生素 A 的食物

维生素 A 的食物来源可以分三类：

（1）动物性食物：动物肝脏中含量最多，鱼肝油、鸡蛋、牛奶、奶制品、奶油等。

（2）植物性食物：主要是深绿色或红黄色的蔬果，胡萝卜、菠菜、豌豆苗、红心甜薯、青椒、芒果等。

（3）药食同源的食物：如车前草、紫苏、藿香、枸杞子。

维生素 A 可以分成维生素 A 醇和胡萝卜素。动物性的食物主要是维生素 A 醇，能够被人体直接吸收利用；胡萝卜素主要存在于植物食物中。

6. 维生素 A 补充产品

目前市面用于补充维生素 A 的产品主要有鱼肝油、维生素 AD 滴剂、维生素 A 丸 (片)、复合维生素片。

鱼肝油和维生素 AD 滴剂比较相似，都是含有维生素 A、维生素 D，作用侧重于补充维生素 D，预防佝偻病。

维生素 A 丸 (片) 就是单一种类维生素的补充产品，针对性强，一般是治疗用。

复合维生素片就是多种维生素的复合制剂，用于营养补充和保健。

（六）宝宝必需营养素之 B 族维生素

B 族维生素是一个大家庭，包括维生素 B_1、维生素 B_2、维生素 B_{12}、维生素 B_6、维生素 B_5 等，B 族维生素对于儿童的生长发育非常重要。B 族维生素是维持人体正常机能与代谢活动不可或缺的水溶性维生素，人体无法自行制造合成，必须额外补充，它怕光、怕水、怕热、怕氧化（多在 80℃下被破坏）。而紧张的生活、工作压力中，不当的饮食习惯或因某些特定药物的使用，加上 B 族维生素本身溶于水的属性，均会使人体内的 B 族维生素快速被消耗。B 族维生素可以帮助维持心脏、神经系统功能，维持消化系统及皮肤的健康，参与能量代谢，能增强体力、滋补强身。

1. 维生素 B_1

作用：促进血液循环，糖类代谢，有助于人体感知，并使脑功能发挥到最佳状态；对能量代谢，生长，食欲，学习能力均起着积极的作用，帮助人体抵抗衰老及烟酒对人体的不利影响。

适用人群：脚气病、便秘、浮肿、肝肿大、疲劳、健忘、胃肠功能紊乱、性格改变、易怒、呼吸困难、食欲下降、肌肉萎缩、神经过敏、手足麻木疼痛、动作不协调有麻刺感、肌肉疼痛无力、全身衰竭、体重严重下降。

来源：富含维生素 B_1 的有：糙米，鸡蛋，黄油，豆类，肝，坚果，豌豆，稻米糠；含有维生素 B_1 的有：芦笋，啤酒酵母，菜花，球芽甘蓝，海带，坚果，麦片，李子，话梅，苜蓿。

2. 维生素 B_2

作用：红细胞形成，抗体制造，细胞呼吸作用及生长必需的。缓解眼睛疲劳，预防白内障，辅助糖类，脂肪，蛋白质代谢。与维生素 A 合用时，维生素 B_2 可以维持和改善呼吸道黏膜的功能，帮助身体组织如皮肤、指甲、头发利用氧气，去除头皮屑，及协助铁及维生素 B_6 的吸收。如果孕妇缺乏维生素 B_2，即使本人无任何症状，却有可能损害胎儿的健康。协助色氨酸代谢，维生素 B_2 和维生素 B_6 合用对治疗腕骨综合征有一定作用。

适用人群：嘴角破裂与生疮、口舌发炎、皮肤损害、皮炎、失眠、脱发、对光反射敏感、消化不良、生长迟缓、反应迟钝。

来源：富含维生素 B_2 的有：奶酪，蛋黄，鱼，豆类，肉，奶，家禽，菠菜，全谷，酸奶；含有维生素 B_2 的有：芦笋，菜花，球芽甘蓝，海带，多叶绿色蔬菜，蘑菇，糖浆，坚果，豆瓣菜，苜蓿。

注意：维生素 B_2 容易被光、抗生素及酒精破坏。

3. 维生素 B_3（烟酰胺、烟酸）

作用：维持良好血液循环，皮肤健康所必需的，帮助神经组织行使正常生理机能。此外糖类，脂肪，蛋白质类代谢及盐酸制造也离不开维生素 B_3。参与胆汁及胃液性激素合成，可降低胆固醇，改善血液循环，对于精神分裂症，记忆提高，心理疾病的治疗也有帮助。

适用人群：糙皮病、口疮、口臭、头痛、痴呆、失眠、抑郁、眩晕、易疲劳、消化不良、食欲不振、低血糖、肌无力、皮炎、皮疹。

来源：动物肝脏，啤酒酵母，菜花，胡萝卜，干酪，玉米面，蒲公英，枣，蛋，鱼，奶，花生，猪肉，麦芽，全麦食品，土豆。

注意：对人体无害，但可发生皮肤发红、发热现象，可能出现皮疹伴痛。孕妇、痛风、胃肠溃疡、青光眼、肝病、糖尿病患者慎用。长期服用剂量超过 500 毫克的维生素 B_3 可能对肝脏造成损害。

4. 维生素 B_5（泛酸）

作用：消除身体紧张状况，可参与肾上腺，激素的制造及抗体的形成，并协助维生素的利用，糖类，脂肪，蛋白质能量的转化，是组织的所有细胞不可缺少的。有利于神经递质，同时也是辅酶的重要组成元素，可增强体力，防止某些形式贫血出现，维持消化道正常功能。

适用人群：疲劳、头痛、手刺痛感。

来源：牛肉，啤酒酵母，蛋，鱼，新鲜蔬菜，动物肾脏，肝脏，豆类，蘑菇，坚果，猪肉，蜂王浆，咸水鱼，全黑麦面粉，全麦。

5. 维生素 B$_6$

作用：有利于盐酸合成及脂肪，蛋白质的吸收，协助维持身体内钠钾平衡，促进红细胞的形成。另外还有利于解决体内水分滞留带来的不便，帮助脑和免疫系统发挥正常的生理机能，控制细胞增长和分裂的 DNA、RNA 等遗传物质的合成也离不开维生素 B$_6$。此外维生素 B$_6$ 还可以活化体内的许多种酶，并有助于维生素 B$_{12}$ 的吸收。对增强机体免疫力防止动脉硬化也有一定作用。

另外维生素 B$_6$ 还是一种温和的利尿剂，减轻经前不适症状，还能阻止肾结石的形成。在治疗关节炎、过敏及哮喘上，也有一定作用。

适用人群：最可能适用于头痛、惊厥、贫血、恶心、呕吐、皮肤脱落、舌疮等疾病的人群。其他如：粉刺，厌食，关节炎，结膜炎，生疮及裂口等疾病的人群也适用。抑郁，眩晕，疲劳，易激惹，伤口愈合不良，牙槽与口腔炎，学习能力及记忆能力下降，生长迟缓，刺痛感，腕管狭窄综合征也与维生素 B$_6$ 的缺乏有一定关系。

来源：所有食物均含维生素 B$_6$，然而下列食物中维生素 B$_6$ 最丰富：啤酒酵母，胡萝卜，鸡肉，蛋，肉类，豌豆，向日葵，麦芽，菠菜，胡桃。较高：香蕉，豆类，赤糖糊，菜花，全谷物，糙米，糖浆，土豆，米糠，豆豉，苜蓿。

注意：兴奋剂、性激素、口服避孕药会增加身体对维生素 B$_6$ 的需求量；利尿剂及可的松类药物会妨碍身体对 B$_6$ 的吸收。

6. 维生素 B$_{12}$

作用：是抗贫血所需的，它可协助叶酸调节红细胞的生成并有利于铁的利用。而且消化机能的正常，食物的消化和蛋白质的合成，及脂肪和糖类的代谢均需要维生素 B$_{12}$。此外维生素 B$_{12}$ 还有助于防止神经损伤，维持生育能力，促进正常的生长发育及防止神经脱髓鞘的作用。

适用人群:吸收不良,老年人和消化系统病变者身上尤为常见。症状包括:非正常步态,长期疲劳,便秘,抑郁,消化系统疾病,眩晕,幻觉,头痛,舌炎,易激惹,呼吸困难,记忆力丧失,心悸,神经损伤,耳鸣,幻想症脊索退行性病变。严格素食者应注意服用维生素 B_{12},因为它只存在于动物组织中,尽管绝对素食者可能未发现有维生素 B_{12} 缺乏的症状出现,这是因为身体可以储备 5 年使用量,随着时间的推移,这种维生素 B_{12} 的缺乏症状最终会出现。

来源:酵母,蛤肉,蛋,鱼,肾脏,肝脏,青鱼,牛奶,乳制品;海洋食物:海带,掌状红皮藻,大豆和豆制品,苜蓿。

注意:抗痛风药,抗凝血,钾剂补充品可能会妨碍消化道对维生素维生素 B_{12} 的吸收。

7. 维生素 B_7

维生素 B_7(也称为生物素)是 B 族复合维生素的一部分。Vincent DuVigneaud 在 1940 年首先发现了这种生物素。维生素 B_7 的主要作用是帮助人体细胞把碳水化合物、脂肪和蛋白质转换成它们可以使用的能量,然而,这只是其许多功能之一。

它是水溶性纤维:有脂溶性和水溶性两种不同类型的维生素。首先,脂溶性维生素非常稳定,难以摧毁。水溶性维生素则更为敏感,很容易被强大的热和光摧毁。其次,脂溶性维生素可以储存在体内,而水溶性维生素不能。维生素 B_7 是一种水溶性维生素,这意味着你每天需要摄入一定的数量,建议量是男性 0.03 毫克,女性 0.01 毫克。此外,还要确保适当的保存和烹饪含有该维生素的食物,确保其维生素 B_7 成分完好无损。

几乎所有食物中都包含它:几乎所有的粮食至少含有微量的维生素 B_7。然而,某些食物的含量更为丰富,如蛋黄,肝,牛奶,蘑菇和坚果是最好的生物素来源。

有很多因素可以导致维生素 B_7 缺乏：不同于大多数维生素，维生素 B_7 摄入量不足不是唯一导致缺乏症的原因。酗酒会妨碍对这种维生素的吸收，一些遗传性疾病也会要求你提高维生素 B_7 的摄入量。因此，应该根据上述因素适当考虑采取更多的补充。

有助于控制糖尿病：研究表明，维生素 B_7 的作用还包括帮助糖尿病患者控制血糖水平，并防止该疾病造成的神经损伤。

8. 维生素 B_9

在细胞中有多种辅酶形式，负责单碳代谢利用，用于合成嘌呤和胸腺嘧啶，于细胞增生时作为 DNA 复制的原料，提供甲基使半同胱胺酸合成甲硫胺酸，协助多种氨基酸之间的转换。因此叶酸参与细胞增生、生殖、血红素合成等作用，对血球的分化成熟，胎儿的发育（血球增生与胎儿神经发育）有重大的影响。避免半同胱胺酸堆积可以保护心脏血管，还可能减缓老年痴呆症的发生。

维生素 B_1：维生素 B_1 的食物来源主要是谷类、豆类、坚果类、瘦猪肉及动物内脏等食物。

维生素 B_2：维生素 B_2 的食物来源主要有动物性食物，特别是动物内脏如肝、肾、心，以及鳝鱼、蛋、奶等含有丰富的核黄素；植物性食物中以豆类及绿叶蔬菜含量较多，谷类、一般蔬菜和水果含核黄素较少。

维生素 B_6：维生素 B_6 的食物来源很广泛，动植物中均含有，但一般含量不高。含量最高的为白色肉类（如鸡肉和鱼肉）；其次为动物肝脏、豆类和蛋黄等；水果和蔬菜中维生素 B_6 含量也较多；含量最少的是柠檬类水果、奶类等。

维生素 B_{12} ：膳食中的维生素 B_{12} 来源于动物食品，主要食物来源为肉类、动物内脏、鱼、禽、贝壳类及蛋类，乳及乳制品中含量较少。植物性食品中基本不含维生素 B_{12}。

（七）宝宝必需营养素之维生素 C

维生素 C 是一种水溶性维生素，来源于植物性食物，在体内很少储存。当其摄入量不足时，很快就会有缺乏症的表现。

1. 维生素 C 对宝宝的健康成长十分重要

可以用于宝宝身体内的多种代谢过程，包括血红细胞、骨骼和组织的形成和修复。

能保持宝宝的牙龈健康，强壮血管，减轻跌倒和擦伤时的瘀伤，控制感染，促进伤口愈合。

能增强宝宝免疫系统的功能，帮助宝宝抵御流感病毒的侵袭。

能够帮助宝宝有效吸收食物中的铁和钙，所以每餐吃上一片水果对宝宝的成长发育很有益。

很多食物中都含有维生素 C，因此维生素缺乏症不是很常见。但如果宝宝的饮食不均衡，食物中缺乏维生素 C，再加上维生素 C 非常不稳定，烹调的过程中极易丢失，就可能引发婴儿坏血病。

2. 宝宝缺乏维生素 C 有哪些症状

皮肤上经常出现一些小血点。

牙龈容易出血。

抵抗力下降，常常患感冒、肺炎等呼吸道疾病。

出现伤口愈合不良，感染率增加。

身体发育不良，骨骼钙化不全，软骨脆弱。

严重缺乏的情况下，宝宝还会两条小腿向里弯曲，大腿向外拐，不能移动，一动就疼。

3. 哪些食物富含维生素 C

所有的水果和蔬菜都包含有维生素 C，品种不同维生素 C 含量也大不相同。

含维生素 C 最丰富的食物：甜椒、柑橘、猕猴桃、西红柿、西兰花、土豆、红薯、哈密瓜、芹菜、萝卜叶。

含维生素 C 比较丰富的食物：草莓、菠萝、南瓜、柠檬、木瓜、西瓜、芒果、花菜、卷心菜、芦笋、萝卜、大豆。

其中、柑橘、菠萝、柠檬、木瓜等食物最好到宝宝 1 岁以后再给宝宝尝试。

4. 维生素 C 也会有过量的问题吗

维生素 C 过多也会对宝宝身体健康不利。有的爸妈认为，只要服用维生素 C 制剂就能补充维生素 C，比吃蔬菜水果方便多了，这实际上是不可取的。事实上，人工合成的维生素 C 制剂在效果上远不如天然食物中所含的维生素 C。而且，服用人工制剂往往用量较大，若长期服用可在宝宝体内形成草酸，是形成结石的潜在威胁，而水果、蔬菜中的维生素 C，则不会导致尿液中草酸含量过高。因此，还是要尽量让宝宝从蔬菜、水果中摄取维生素 C。

奥地利科学家的研究指出，滥用维生素 C 会削弱人体免疫能力，因为白细胞周围的维生素 C 过多，不仅会妨碍白细胞摧毁病菌，而且还会使病菌和癌细胞得到保护，从而使人体的免疫能力降低。而美国研究人员最近还发现，维生素 C 在特定情况下能诱发生成破坏 DNA 的物质。

蔬菜和水果不会导致宝宝维生素 C 过量，维生素 C 过量的情况，一般只有在长期服用人工制剂（如维生素 C 片）的情况下才会发生。而家庭中多吃新鲜、含维生素 C 丰富的蔬菜、水果，不会有什么副作用。因此，一定不要用维生素 C 片替代蔬菜和水果。

（八）宝宝必需营养素之维生素 D

1. 维生素 D 是一种特殊的维生素

维生素 D 为固醇类衍生物，是比较特殊的一种维生素，作用类似于激素，对于宝宝生长发育及预防佝偻病必不可少。《中国居民膳食指南》指出，儿童维生素 D 推荐量为 400IU/ 天，获得它的途径有两种：食物和日光照射。

维生素 D 的食物来源非常的少，一般主要存在于含脂肪高的海鱼和鱼卵、动物肝脏、蛋黄、奶油和奶酪中，瘦肉、奶、坚果中含微量的维生素 D，蔬菜、谷物（及其制品）和水果含有少量或几乎没有维生素 D。

另外一种获得维生素 D 的途径是日照，普通着装（胳膊、头、颈面部暴露），夏季在阳光下 20 ~ 30 分钟可得到一天所需量。婴儿暴露面部和胳膊，需要每天户外 2 小时左右能达到需要量。但是由于防晒霜及其他防晒物品的使用，会大大减少皮肤合成维生素 D。另外，隔着玻璃晒太阳是不能使皮肤合成维生素 D 的。

婴幼儿维生素 D 缺乏时，严重影响钙代谢，早期以非特异性的神经精神症状为主要表现，如多汗、夜惊、烦躁不安等，严重时可出现骨骼改变，如出牙晚、囟门迟闭、颅缝发软、方颅、按压枕骨有乒乓球感、胸部出现肋骨串珠、肋缘外翻、鸡胸及脊柱侧弯、龟背等，四肢出现手镯、足镯、X 型腿、O 型腿等改变。

2. 造成宝宝维生素 D 缺乏的原因

（1）母乳中维生素 D 含量不足

婴幼儿的营养主要来自乳类，而母乳是最理想的婴儿食品。美国儿科学会和我国营养学会都规定，婴幼儿每天要补充 400 ~ 800 个国际单位（IU）的维生素 D。但是母乳里的维生素 D 含量只有 22 个国际单位（IU），因此，母乳喂养的宝宝需要额外补充维生素 D。

（2）配方奶粉中维生素 D 含量不足

100 克配方奶粉（冲成奶为 800 毫升）约 D200 个国际单位（IU）的含维生素，现在大多数配方奶粉中都是这个剂量。而婴幼儿一天维生素 D 的推荐量为 400 个国际单位（IU）。如果婴幼儿一天吃 800 毫升的奶，每天摄入维生素 D200 个国际单位（IU），仅为推荐量的不到一半，显然是不够的。况且奶粉冲调时要拆开包装，打开密封罐，见到阳光后维生素的效用要降低。为此，建议每天或隔天补充维生素 D400 个国际单位（IU）。

（3）食物中的维生素 D 不能满足发育需要

食物中的维生素 D 主要存在于海鱼、动物肝脏、蛋黄和瘦肉中，而母乳和一般的奶制品的维生素 D 含量极少，谷物和蔬菜中则更少。婴儿在婴儿期才刚刚添加辅食，很多食物只能尝一两口，而幼儿本身食量也不大，所以每天从母乳或正常膳食中摄取的维生素 D 并不能满足他们生长发育的需要，如果不及时补充，就有可能导致宝宝缺钙。

（4）婴幼儿日照不足

从理论上讲，婴幼儿可以通过晒太阳，帮助体内合成维生素 D，但要求身体暴露部分较多，而且每天晒太阳时间最好在两个小时以上，而且必须要裸露皮肤，且需阳光直晒，而对于小婴儿娇嫩的皮肤来说，这在现实生活中是很难达到。据广州市妇女儿童医疗中心健康保健科副主任曾晓琴表示，单纯靠晒太阳还是不够的，还要结合饮食等多种途径。如北方冬春两季和南方的梅雨季节，即使晒太阳，也要充分补充。因此，现在给婴幼儿补充维生素 D 多采用外补的方法。

家长可以根据宝宝每天各种含有维生素 D 的食物的量以及接收光照的时间来计算是否需要额外补充维生素 D。至于维生素制剂的选择各位家长朋友可以咨询医生的建议。

（九）宝宝必需营养素之必需脂肪酸

许多人一提起脂肪就唯恐避之不及，认为脂肪只能使人发胖给人体增加负担，实际上，脂肪作为人体必需的一种营养素也起着十分重要的生理作用。而想要我们的宝宝身心更加健康、智力更加出众更是离不开必需脂肪酸，大脑需要的必需脂肪酸一种是 ω-3 系列的 α-亚麻酸（18：3），一种是 ω-6 系列的亚油酸（18：2）。

全面的科学研究清晰地表明，人在婴儿期、童年期、青春期、成年期和老年期，事实上在生活的每一天所摄入的脂肪数量和种类都对他的思考和感觉有着深远的影响。大脑和神经系统几乎完全依赖种类丰富的脂肪家族。

脂肪是人类赖以生存的重要营养成分之一，由各种脂肪酸组成，其中一部分人体不能自行合成，必须由食物供给，称为必需脂肪酸，具体来说，必需脂肪酸是指人体维持机体正常代谢不可缺少而自身又不能合成或合成速度慢无法满足机体需要，必须通过食物供给的脂肪酸。必需脂肪酸不仅能够吸引水分滋润皮肤细胞，还能防止水分流失。它是机体润滑油，但人体自身不能合成，必须从食物中摄取。如亚油酸、亚麻酸及其衍生物花生四烯酸、二十二碳六烯酸等。必需脂肪酸是儿童生长发育所必需的，对神经髓鞘的形成和脑的发育有极其重要的作用，并具有维持细胞膜的完整性，维护皮肤的屏障功能，而且有利于婴幼儿视力的发育。婴幼儿期是出生后脑发育最快的时期，也是神经髓鞘形成的关键时期，此期必需脂肪酸的供给极为重要。

婴幼儿常因饮食中必需脂肪酸的供给不足、胃肠道疾患使之吸收减少而造成必需脂肪酸不足，从而影响神经系统的发育，造成智力缺陷。

上面我们提到的对人体有益的脂肪酸中有一种叫 DHA 是二十二碳六烯酸，又称脑黄金；AA 是花生四烯酸，两者都是长链多不饱和脂肪酸。它们在大脑皮质和眼睛视网膜中的含量很高，是大脑皮质的重要组成成分，可形成视网膜的感光体。婴幼儿的大脑发育非常迅速，尤其是刚出生的十几个月到 4 岁时，婴儿大脑的重量已达到成人大脑重量的 90%。同样，视觉的发育在婴幼儿期也发展迅速，在 3 岁时已达到成人标准。因而，出生后至 1 岁左右这一阶段，对于婴幼儿的智力、视力发展至关重要。

在这一重要阶段中，除了适当的教育和引导外，关键就是要确保婴幼儿获得满足他们大脑及视网膜发育的营养，其中最为关键的营养素之一就是 DHA 和 AA。

有报道说，补充 DHA 和 AA 的孩子智商要比不补充的孩子高。世界卫生组织也提示，DHA 和 AA 有促进智力发育的作用。此外，欧美等国的一些研究结果也表明，DHA 和 AA 对于婴幼儿视力发育有一定帮助。

既然 DHA 和 AA 对于婴幼儿的成长发育有如此重要的作用，那么，婴幼儿怎样才能获得 DHA 和 AA 呢?

婴幼儿本身的代谢系统发育尚未成熟,酶的作用功能也不完善,所以较难通过自身机体合成足量的 DHA 和 AA 以满足需要,因而必须通过食物提供。

婴儿期食物模式是以奶类为主,母乳是婴幼儿最好的天然食物,其中含有丰富的 DHA 和 AA,可以满足婴幼儿的需要。但由于母乳不足或母亲因故无法进行母乳喂养时,婴幼儿就得从其他途径来获得 DHA 和 AA,例如辅助食品和婴幼儿奶粉。由于我国常见的婴幼儿辅食主要是米糊、蔬菜、水果、鸡蛋等,这些辅食不能提供婴幼儿发育所需的足量的 DHA 和 AA。因而,婴儿奶粉就成了获得 DHA 和 AA 的较佳来源。

虽然必需脂肪酸非常的重要,但是也不能过多地补充,必需脂肪酸属于多不饱和脂肪酸,过多的摄入可使体内的氧化物、过氧化物等增加,同样对机体可产生多种慢性危害。此外,n-3 多不饱和脂肪酸有抑制免疫功能的作用。

（十）宝宝必需营养素之维生素 E

维生素 E 是一种脂溶性维生素,又称生育酚,是最主要的抗氧化剂之一。溶于脂肪和乙醇等有机溶剂中,不溶于水,对热、酸稳定,对碱不稳定,对氧敏感,对热不敏感,但油炸时维生素 E 活性明显降低。生育酚能促进性激素分泌,使男子精子活力和数量增加;使女子雌性激素浓度增高,提高生育能力,预防流产,还可用于防治男性不育症、烧伤、冻伤、毛细血管出血、更年期综合征、美容等方面。

1.维生素 E 的主要功效

（1）延缓衰老,有效减少皱纹的产生,保持青春的容貌。

（2）减少细胞耗氧量，使人更有耐久力，有助减轻腿抽筋和手足僵硬的状况。

（3）抗氧化保护机体细胞免受自由基的毒害。

（4）改善脂质代谢，预防冠心病、动脉粥样硬化。

（5）预防癌症，有效抑制肿瘤生长；预防多种慢性疾病；预防炎症性皮肤病、脱发症；预防溶血性贫血、保护红细胞使之不容易破裂；预防治疗甲状腺疾病；改善血液循环、保护组织、降低胆固醇、预防高血压。

（6）维生素 E 是一种很重要的血管扩张剂和抗凝血剂；预防与治疗静脉曲张；防止血液的凝固，减少斑纹组织的产生。

（7）强化肝细胞膜、保护肺泡细胞，降低肺部及呼吸系统遭受感染的概率。

（8）保护皮肤免受紫外线和污染的伤害，减少瘢痕与色素的沉积；加速伤口的愈合。

（9）促进性激素分泌，使男子精子活力和数量增加；使女子雌性激素浓度增高，提高生育能力，预防流产。

（10）近来还发现维生素 E 可抑制眼睛晶状体内的过氧化脂反应，使末梢血管扩张，改善血液循环，预防近视发生和发展。

2. 补充维生素 E 的食物

富含维生素 E 的食物有：果蔬、坚果、瘦肉、乳类、蛋类、压榨植物油等。果蔬包括猕猴桃、菠菜、卷心菜、菜花、羽衣甘蓝、莴苣、甘薯、山药。坚果包括杏仁、榛子和胡桃。

压榨植物油包括向日葵籽、芝麻、玉米、橄榄、花生、山茶等。此外，红花、大豆、棉籽、小麦胚芽、鱼肝油都有一定含量的维生素 E，含量最为丰富的是小麦胚芽，最初多数自然维生素 E 从麦芽油提取，现在通常从菜油、大豆油中获得。

（十一）宝宝必需营养素之蛋白质

1. 蛋白质的重要性

蛋白质是人体结构的主要成分，其含量仅次于水。蛋白质由 20 余种氨基酸组成，其中 8 种氨基酸是宝宝机体生长发育所必需的。如果必需氨基酸供给不足，就不能合成足够数量的人体需要的蛋白质。在生命现象中，起决定性作用的物质是蛋白质。机体组织的生长、更新和修补依靠蛋白质，神经系统的正常功能离不开蛋白质，机体的抗病、解毒和免疫需要蛋白质。婴幼儿长期缺乏蛋白质，就会使身长和体重的增长缓慢，对疾病的抵抗力下降。由此可见，蛋白质对于生命的可贵。

处于婴幼儿时期的宝宝生长发育较快，不仅修复机体组织需要蛋白质，生长发育也需要蛋白质。因此宝宝需要的蛋白质相对较成年人更多。母乳喂养的宝宝每日每千克体重需要蛋白质 2 克，配方奶喂养的宝宝每日每千克体重需要蛋白质 3.2 克，每 100 毫升母乳能提供蛋白质 1.2 克，每 100 毫升牛奶能提供蛋白质 3.3 克，由于母乳蛋白质氨基酸的组成优于牛奶，所以母乳蛋白质容易被吸收利用。每克蛋白质能提供热量 4 千卡，宝宝每日由蛋白质提供的热量占每日总热量的 8% ~ 15%。

2. 蛋白质的食物来源

蛋白质可分为动物蛋白质和植物蛋白质两大类。一般来说，动物蛋白质所含的氨基酸在成分和样式上更符合人体的需要，营养价值高于植物蛋白质。所以，婴幼儿的膳食中必须有相当部分的动物蛋白质，如奶、蛋、鱼、瘦肉等。

不过也不可忽视利用不同的植物蛋白质互相补充，达到提高蛋白质营养价值的目的。例如，大米或小麦等蛋白质中含有赖氨酸、蛋氨酸较高，大豆蛋白质中赖氨酸含量高而蛋氨酸含量低，若将大米或小麦与豆类混合喂养小儿，其所含的氨基酸可以互相补充，使蛋白质质量得到改善。奶、蛋、鱼、瘦肉等动物性食物蛋白质含量高、质量好；大豆、谷类也含有一定量的蛋白质。

3. 蛋白质的功能

有助于宝宝新组织的生长和受损细胞的修复、促进宝宝体内的新陈代谢、补充宝宝体内的热能、增强宝宝对病毒的抵抗能力。

4. 蛋白质缺乏的症状

缺乏蛋白质时,宝宝往往表现为生长发育迟缓、体重减轻、身材矮小、偏食、厌食、对疾病抵抗力下降、容易感冒、破损的伤口不易愈合等。

5. 蛋白质补充禁忌

宝宝的肝、肾功能较弱，如果突然大量摄入高蛋白质食物，极容易造成消化吸收障碍。此时，在肠道细菌的作用下，会产生大量的含氨类毒物，导致血氨骤然升高，并扩散到脑组织中，进而引起脑组织代谢功能发生障碍，也就是蛋白质中毒症。

很多家长担心素食宝宝缺乏蛋白质，其实不必担心、因为奶类、豆类、鸡蛋等食物也含有一定量的蛋白质，如果每天的饮食包括 2 杯奶、3～4 片面包、1 个鸡蛋和 3 匙蔬菜,折合起来的蛋白质总量就有约 30～32 克。另外，也可以多吃些豆制品来补充蛋白质。

（十二）宝宝必需营养素之碳水化合物

1. 碳水化合物不可或缺

碳水化合物是人体需要的三大营养素之一，它在体内具有非常重要的生理功能，是人体最重要、最经济、来源最广泛的能量营养素，与蛋白质和脂肪共同构成人体的能量来源，是人类最重要的食物能源。根据一些研究和调查发现，在不同地区和不同经济条件下，我们每天对碳水化合物的摄入量大约占全天总热能的 40% ~ 80%。按照中国的膳食习惯，成人所需总能量的 60% ~ 80% 来自碳水化合物，儿童则在 50% 以上。这说明碳水化合物是人类生存所需要的重要营养物质和能量来源。

碳水化合物亦称糖类，食物如大米、面粉中的碳水化合物经消化降解为单糖后随即被人体吸收，在代谢过程中释放出人体所需的能量。每克葡萄糖可产生 16.7 千焦（4 千卡）能量。

糖类在体内与蛋白质结合构成糖蛋白，借此参与体内多种生理功能活动。核糖及脱氧核糖又是构成核酸的重要成分，与生命活动直接关联。糖类在维护脑、肝、心等脏器功能方面有重要作用。大脑消耗相当于人体 1/4 ~ 1/5 总基础代谢的能量，而葡萄糖则是快速直接提供能量的首要能源。糖类可加强肝脏解毒功能，也是维护心脏及血管功能的主要能量来源。膳食纤维在结肠中经微生物发酵后产生的小分子产物，可增进双歧杆菌、乳酸杆菌等肠道常居菌的增殖，借以保护肠黏膜不受病原菌侵害，并减少肠道炎症及结肠癌的发病。

碳水化合物的摄入量与主副食结构、膳食习惯及消费水平等因素有关，因而不同家庭所摄入的碳水化合物的量可有较大差别。日供给量通常以糖类所产生的能量占当日总能量的百分数值来表示：对儿童来说，三种产热营养素所提供的能量之间应维持一定的比例，即蛋白质、脂肪、碳水化合物所提供的能量的比例分别为：12%～15%、25%～30% 及 50%～63%，三者简化比则为：1：2.5：4～5。膳食碳水化合物能量大于总能量的80%或低于40%是不利于健康的两个重要界值。

2. 碳水化合物的食物来源

碳水化合物主要指那些含碳和水结构的营养物质，例如：谷类食物碳水化合物含量大约在 70%～80%，根茎类 15%～20%，豆类 20%～60%。另外，坚果、蔬菜、水果也含有一定量碳水化合物，鲜水果含碳水化合物 10%～20%，而干果可达50%～70%。不同食物中所含碳水化合物的种类不同，大致分为四种类型，①糖类：包括葡萄糖、半乳糖、果糖、蔗糖、乳糖、多元醇类；②寡糖：包括麦芽寡糖、糊精寡糖等；③多糖：包括淀粉、纤维素、半纤维素、果胶、水凝胶；④改变性淀粉：包括工业化产品。

食物中的碳水化合物经过消化液的分解，在体内生成葡萄糖并在小肠吸收，进入血液后可直接快速地为我们的生命活动提供能量。婴幼儿处于生长发育的旺盛期，婴儿每天需要热能为 100～120 卡/公斤体重，正常人每天则需要 50～60 卡/公斤体重，0～6 个月婴儿在生长发育方面每天需要能量 40～50 卡/公斤，6～12 个月需要 15～20 卡/公斤，周岁以后减少到 5 卡/公斤。婴儿脑代谢需要的能量占总能量的1/3，而成人仅占1/4。为了保证婴儿正常的新陈代谢和生长发育，食物中必须含有一定比例的碳水化合物。碳水化合物主要为人体提供能量，其中的纤维素、半纤维素、果胶等还有吸收肠道水分、增加排泄物体积、刺激肠蠕动等功能。

人体对碳水化合物的摄入是有限度的，摄入不足或者过量都会对健康带来某些危害，因此，我们应该根据身体的需要进行补充。

4 | 第四章
宝宝饮食行为习惯的养成

现实生活中，我们经常看到的一幕是爸爸、妈妈或者爷爷、奶奶追着玩闹的孩子喂饭或者孩子在吃饭时这不吃那不吃愁煞了一旁的爸爸、妈妈，或者爸爸、妈妈买回各种零食饮料给孩子吃。

婴幼儿饮食习惯的养成，常被很多爸爸、妈妈们所忽略，家长们更多关注的是孩子吃的多少，吃了什么，而没有注意到孩子在哪里吃的，怎么吃的。许多家长们甚至认为饮食习惯好坏并不重要，在其长大后一定可以慢慢改正。其实婴幼儿阶段是孩子饮食习惯养成最重要的时期，在婴幼儿期所养成的饮食习惯，会影响到学龄期学童的饮食习惯，甚至持续影响到成人后的饮食习惯。不良的饮食习惯持续到成年期,其对健康所造成的不利后果是非常严重的。这点很明显地由现在肥胖学童的饮食行为中可以印证，他们多半不爱吃蔬菜，且偏好高油脂、高糖类的油炸食物或饮料，追溯其婴幼儿时，就比同年龄者来得肥胖些，加上父母有着"白白胖胖的小孩才健康、才强壮"的错误观念，肥胖就自然而然伴他终生。然而，众所周知，肥胖会引起各种心脑血管疾病。因此重视孩子的饮食习惯甚至比食量和食欲更加重要。

一、什么是饮食习惯和饮食行为

饮食习惯是指人们对食品和饮品的偏好。其中包括对饮食材料与烹调方法以及烹调风味及佐料的偏好。饮食习惯是饮食文化中重要元素，世界各国人们的饮食习惯受到地域、物产、文化历史等种种因素的影响。不良饮食习惯是指在饮食上存在不科学、不规律、不合理的膳食习惯。

饮食行为的内涵包括喂养、进食行为、食物选择和进食氛围。儿童的进食行为随着年龄的增长由被动进食过渡到主动进食；年龄越小，受家长进餐行为的影响越大。

人们对食物的偏好、饮食习惯和对口味的喜好是从婴幼儿期开始的，幼年时期的饮食习惯和对食物的喜好可以延续到儿童期、青春期，甚至成年期。

二、培养孩子的饮食习惯为什么至关重要

在我国每年约有1280万新生儿出生，据此推算学龄前儿童大约7680万人，这些儿童正是国家卫生和计划生育委员会提出"健康中国2020"的主要目标人群，他们的营养与健康状况关系国家未来的兴衰成败。

婴幼儿期是个性形成的重要时期，也是培养良好习惯和纠正不良行为的最佳阶段。有证据表明，我国城市儿童的饮食行为存在着很大问题，合格率仅11.7%。

孩子有良好的食欲和好的饭量对他的生长发育是很重要，但帮助他们从小养成好的就餐习惯和规则也很重要。幼儿期，孩子就餐习惯的可塑性较强，培养他们良好的就餐习惯，及时纠正不良饮食习惯对幼儿的健康成长具有十分重要的意义。

三、饮食习惯的那些"可以"和"不可以"

1.可以

（1）重视幼儿饮食习惯的培养，饮食安排上要逐渐做到定时、定量，有规律的进餐，不随意改变幼儿的进餐时间和进餐量。

（2）鼓励和安排较大幼儿与全家人一起进餐。

（3）吃饭时细嚼慢咽。

（4）能够做到适可而止，不暴饮暴食。

（5）孩子吃饭时要专心，不能边玩边吃。

（6）家长培养良好的饮食习惯为孩子做好榜样。

（7）进餐氛围良好，场所安静舒适。

（8）宝宝有专属的儿童餐椅，能够独立使用筷子、汤匙进餐。

2.不可以

（1）吃饭时追着喂。

（2）孩子边看书边吃、边玩玩具边吃、边看电视边吃。

（3）经常给孩子买各种零食吃。

（4）经常给孩子喝饮料。

（5）孩子吃饭太快，囫囵吞枣。

（6）挑食、偏食，例如只爱吃肉不爱吃蔬菜，或者只喝奶不爱吃其他食物。

（7）暴饮暴食。

（8）家长把自己的不良饮食习惯通过语言或者变现传递给孩子。

（9）许多家庭喂养中存在"知行背离"，强迫性喂养普遍。绝大多数家长都认识到应该给儿童创造"不训斥""轻松愉快""多鼓励"和"少干扰"的自然进食氛围，但仍发现近 70% 的家长经常或总是提示孩子吃某种食物，约 15% 的家长经常或总是强迫孩子吃某种食物。说明家长总是觉得儿童吃得不够，而想尽办法要求儿童"再多吃一点"。这样的"知行背离"反映出现代家长的喂养焦虑。

四、家长是第一责任人

1. 言传身教的力量

许多八〇后年轻的父母们，从小就爱吃零食或者有这样那样的挑食问题，有了宝宝之后，他们也没有意识到自己的不良饮食习惯会传递给孩子。

（1）孩子之所以爱吃零食也许仅仅是因为爸爸或者妈妈爱吃，于是爸爸妈妈会经常买回来与孩子一起分享零食，久而久之孩子就养成了爱吃零食的习惯。吃零食多了孩子当然就吃不下饭了，因为孩子的胃容量毕竟是有限的。而没有什么营养价值的零食显然不能满足孩子成长发育的需要，长此以往孩子就会营养不良影响其体格甚至是身心发育。

（2）再比如有的孩子只喜欢吃肉不爱吃蔬菜，家长为此想尽了办法却不奏效，殊不知原因就在家长身上。家长甚至是上一辈的爷爷奶奶都爱吃肉，吃饭时大家都不自觉地抢着吃盘子里的排骨，或者日常言谈中不经意的表达对肉类美食的赞叹，于是孩子也潜移默化觉得只有肉最好吃而蔬菜不是好东西，他／她当然拒绝蔬菜了。

（3）儿童饮食行为常模仿父母，如果父母有挑食、偏食习惯，易使孩子形成同样不良习惯。所以父母必须以身作则，应给予儿童正面引导，培养定时、定量用餐习惯，注意食物的合理搭配，做到色、香、味、形俱全，营养均衡，以引起食欲。

2. 喂养孩子需要有计划、有原则

（1）调查显示，有76.2%的家庭没有为孩子制定饮食计划；婴幼儿的饮食需要父母精心规划，父母应至少对宝宝一周饮食有一个大致规划，满足宝宝营养素需求。

（2）超过60%的调查儿童边吃边看电视或边吃边玩，只有约30%的调查儿童专心吃饭；家长需要引导孩子专心就餐，而不是为了多喂几口饭而纵容孩子边玩边吃，甚至是主动打开电视让孩子边看电视边吃。

（3）经常强迫或者提示孩子吃某种食物，容易导致偏食。

（4）家庭是宝宝的主要生活场所，良好的家庭环境对他们合理饮食行为的形成和发展具有重要的意义。因此，家长有责任有义务为宝宝营造温馨愉快的进餐环境。

五、如何控制孩子吃零食

既然我们知道不良的饮食习惯对孩子的危害，那么我们如何控制孩子的零食呢？以下为各位爸爸妈妈梳理了一些控制零食的好的建议：

1. 不要催促宝宝或者强迫宝宝吃东西

一般特别爱吃零食的宝宝往往都有进食问题，妈妈应在自己身上多找原因，如在正餐时逼迫宝宝吃不喜欢的东西、总是催促宝宝快吃，没有营造一个安静愉快的进食环境，结果导致宝宝正餐没吃好，只好依靠零食来弥补。

2. 饭菜色香味形俱全

零食通常在色、香、味、形上迎合了宝宝的好奇心，因此非常吸引宝宝。

如果妈妈做的饭菜外观不漂亮、口感不舒服，宝宝就很容易依赖零食。所以，妈妈在为宝宝做正餐时要在色、香、味、形上多下些功夫，以吸引宝宝的注意力。宝宝正餐吃好了，对零食的兴趣自然也就降低了。

3. 在零食上不能百依百顺

有的妈妈对宝宝的要求百依百顺，如宝宝觉得零食好吃，便允许他没完没了地吃，一味地迁就。这不是宝宝的问题，而是妈妈本身的问题。其实，妈妈稍微要点心思，宝宝就不会为了要吃零食而闹腾了。比如，在给宝宝拿零食时，最好不要让他看见装满零食的盒子。因为，宝宝一旦看见盒子里还有，吃完马上还会再要，这么大的孩子他是根本不可能克制自己的愿望的。妈妈可事先把要给宝宝吃的零食拿出一点，放在一个器皿里，宝宝以为就这么多，吃完了自然也就罢休了。

4. 给孩子做个好榜样

许多年轻的爸爸妈妈自己本身就非常喜欢吃零食，于是经常买许多各式零食回家，家里零食不断，孩子不可能看着爸爸或者妈妈津津有味地吃零食而克制住自己不吃的。而且家长如果自己吃零食又拿什么来约束孩子呢？

六、哪些零食可以吃

爸爸妈妈要帮宝宝选对零食，对宝宝有益的零食有以下五类：

1. 水果

含有较多的糖类、无机盐、维生素和有机酸，经常吃水果能促进食欲，帮助消化，对幼儿生长发育是极为有益的。最好是每天饭后吃适量水果。对于4个月以上但又没长牙的孩子，可以用勺刮下香蕉、苹果等水果的果肉，喂给孩子吃。选择时要选用成熟的，没有腐败变质的水果，不成熟的水果含琥珀酸。琥珀酸能强烈刺激胃肠道，影响小儿的消化功能，腐败的水果能引起胃肠道炎症。

2. 奶制品

各种奶制品(如酸奶、纯牛奶、奶酪等)含有优质的蛋白质、脂肪、糖、钙等营养素，因此应保证孩子每天食用。酸奶、奶酪可作为下午的加餐，牛奶可早上和睡前食用。

3. 山楂制品

山楂糕、山楂片、果丹皮等，这些食品含维生素C，又能帮助消化，饭后适量进食可帮助消化，促进食欲。

4. 糖果

含有多量的糖，能提供热能，但幼儿不宜多吃，尤其是饭前不宜吃糖果，因糖能使孩子有饱腹感，从而影响孩子正餐的进食量。各类果仁、果冻不宜孩子食用，因为易造成孩子呛咳、窒息。如果要吃，一定要有大人照看，而且孩子不能跑跳或逗笑，以免呛入呼吸道发生危险。

5. 糕点（饼干、蛋糕、面包等）

含蛋白质、脂肪、糖等，各式奶油花点还含有色素、香精附加剂，幼儿吃糕点可作为下午加餐，不能把糕点作为主食让孩子随意食用，尤其是不能饭前吃。

七、哪些零食尽量不吃或少吃

1. 膨化食品

生活在高铅环境中的儿童长大后可能会出现认知障碍，来自美国的最新研究建议家长少让孩子吃含铅比较高的膨化食品。因为，通常膨化食品的含铅量比较高，这是因为食品在加工过程当中是通过金属管道的，而金属管道里面通常会有铅和锡的合金，在高温的情况下，这些铅就会汽化，汽化了以后的铅就会污染这些膨化食品。

膨化食品还有可能铝含量超标。首先是膨化食品使用的发酵粉里面可能含有铝；然后是膨松剂的明矾是一种含铝化合物，虽然无铝膨松剂早已研究成功，但是无铝膨松剂的成本要比含铝膨松剂高出三到四倍。因此很多膨化食品企业都还在选择使用含铝膨松剂。

一旦膨化食品铝超标，那么对儿童健康肯定会造成危害。研究证明长期铝摄入过多对孩子骨骼生长和智力发育都会造成不良影响；摄入过高的铝，可能导致钙流失，抑制骨生成，发生骨软化症。所以尽量不给孩子吃膨化食品。

2. 爆米花

爆米花其实也是一种膨化食品，现在的电影院针对放假的孩子，上映了许多孩子爱的动画片，电影院则乘机销售大量的爆米花。爆米花含铅量很高，铅进入人体会损害神经、消化系统和造血功能。儿童对铅解毒功能弱，常吃多吃爆米花极易发生慢性铅中毒,造成食欲下降、腹泻、烦躁、牙龈发紫等现象。

3. 烧烤食品

烤烤食品是很多小孩子的至爱,殊不知,肉在熏烤过程中会产生致癌物质,对孩子的健康极为不利。

4. 巧克力

儿童食用巧克力过多，巧克力里面含有能使孩子过度兴奋的物质，会使中枢神经处于异常兴奋状态，产生焦虑不安、心跳加快等症状；同时许多巧克力也过甜，会严重影响孩子的口味，吃了巧克力会降低孩子的食欲。

5. 泡泡糖、口香糖

（1）幼儿吃口香糖或泡泡糖时会经常伸舌或者卷舌等，时间长了会影响颌面部的发育，严重的会造成牙颌畸形。

（2）吃口香糖或泡泡糖时，嚼的时间长的话会吃进较多的空气，引起胃肠胀气等不适感，会影响胃液的分泌，使孩子的食欲降低。

（3）大多数泡泡糖都含有增塑剂，它和糖在口腔中溶解，会被吞入人体。每块泡泡糖中含增塑剂 350 毫克，虽然毒性较低，但同样对孩子的健康造成危害。

（4）宝宝自控能力差，吃泡泡糖时有误吞入食道或呛入气管的危险，容易引起窒息。所以为了孩子的安全不要让太小的宝宝吃泡泡糖。

6. 果冻

大多数果冻不是用水果汁加糖制成的，而是用增稠剂、香精、酸味剂、着色剂、甜味剂配制而成，这些物质对人体没有什么营养价值，吃多或常吃会影响儿童的生长发育和智力健康。

7. 含有反式脂肪酸的各种饼干、点心、蛋糕等

（1）什么是反式脂肪酸？反式脂肪酸是对植物油进行氢化改性过程中产

生的一种不饱和脂肪酸（改性后的油称为氢化油）。氢化植物油是一种人工油脂，包括人们熟知的奶精、植脂末、人造奶油、代可可脂等。它是普通植物油在一定的温度和压力下加入氢催化而成。经过氢化的植物油硬度增加，保持固体的形状，可塑性、融合性、乳化性都增强，可以使食物更加酥脆。同时，还能够延长食物的保质期，因此被广泛地应用于食品加工。

（2）日常生活中，可能含有反式脂肪酸的食品很多，诸如蛋糕、糕点、饼干、面包、印度抛饼、沙拉酱、炸薯条、炸薯片、爆米花、巧克力、冰淇淋、蛋黄派……，还有速食店和西式快餐店的食物也常常使用氢化油脂，现制现售的奶茶尤其要注意，因为它"乳化""滑润"的状态特性需要氢化植物油。凡是松软香甜，口味独特的含油（植物奶油、人造黄油等）食品，都含有反式脂肪酸。原因是，用植物油催化加氢制取脂肪时，反式脂肪酸也同时生成了。一般来说，口感很香、脆、滑的多油食物就可能使用了部分氢化植物油，富含氢化植物油的食品就可能有反式脂肪酸。

（3）反式脂肪酸对人类健康有害

① 形成血栓：反式脂肪酸会增加人体血液的黏稠度和凝聚力，容易导致血栓的形成。

② 影响发育：怀孕期或哺乳期的妇女，过多摄入含有反式脂肪酸的食物会影响胎儿的健康。研究发现，胎儿或婴儿可以通过胎盘或乳汁被动摄入反式脂肪酸，他们比成人更容易患上必需脂肪酸缺乏症，影响胎儿和婴儿的生长发育。除此之外还会影响生长发育期的青少年对必需脂肪酸的吸收。反式脂肪酸还会对青少年中枢神经系统的生长发育造成不良影响。

③ 影响生育：反式脂肪酸会减少男性荷尔蒙的分泌，对精子的活跃性产生负面影响，中断精子在身体内的反应过程。

④ 脂类物质：当反式脂肪酸结合于脑脂质中时，会对婴幼儿的大脑发育

和神经系统发育产生不利影响。

⑤ 降低记忆：研究认为，青壮年时期饮食习惯不好的人，老年时患阿尔茨海默症（老年痴呆症）的比例更大。反式脂肪酸对可以促进人类记忆力的一种胆固醇具有抵制作用。

⑥ 引发冠心病。

（4）虽然反式脂肪酸一般都来源于氢化植物油，但并不是所有的氢化植物油都会产生大量的反式脂肪酸。各位家长在给孩子选择饼干、糕点、蛋糕等会遇到含氢化植物油的零食时一定要擦亮眼睛，注意观察食品营养标签对于反式脂肪酸的标注。尽量选择大品牌、信誉度高的企业生产的产品。

八、如何帮宝宝戒掉零食

很多宝宝都爱吃零食，妈妈们该怎么帮宝宝戒掉零食瘾呢？其实也不用着急，只要你已经足够重视孩子吃零食这件事，什么时候给孩子戒零食都不算晚。至于具体如何来做这需要妈妈充分调动智慧与宝宝"斗智斗勇"哦！以下是一些建议供妈妈们参考。

1. 转移注意力

许多妈妈最苦恼的就是带着孩子逛超市，不可避免地走过零食区时，孩子们就会吵着要吃这个吃那个，甚至是大哭大闹，这时候是妈妈们最懊恼最尴尬的时候，为了尽快结束这种尴尬，虽然明知零食对孩子没好处但妈妈一般也会妥协满足孩子的愿望。这时候不要强硬地拒绝，可以试着转移注意力，这需要妈妈充分了解自己宝宝的脾性和他或她所喜欢的东西，能够一句话就把他从执着的哭闹中吸引过来。孩子很容易被新奇好玩的事物所吸引，如果遇到好玩的，很容易就会忘记刚才的零食了。还有如果看到别的小孩子在吃零食，宝宝一般会很想要，妈妈可以说："宝宝，你的足球呢？"孩子可能就会去找，找来后，可以引导孩子："我们去那边玩好不好，那边很宽阔，可以让球跑得更快。"孩子玩嗨了之后，就忘记零食了。孩子的注意力很容易转移，如果看不见也就忘到脑后了。这样的即兴创作对妈妈来说是个很大的挑战，很考验智力和反应能力。

2. 平时多进行健康教育

爸爸妈妈在平时要多和孩子聊天，多沟通，在聊天的过程中不失时机地进行健康教育。许多父母觉得孩子小听不懂什么是健康和营养，于是往往强迫孩子吃什么不吃什么。其实幼儿阶段的孩子完全能够听懂健康和营养的内涵，当然这需要家长用浅显易懂的语言教给孩子健康知识。还可以通过多种幼儿喜欢和感兴趣的方式来进行沟通，比如搜一些与饮食健康有关的儿歌、歌谣、故事等，比如借助孩子喜欢的卡通形象进行健康教育，告诉孩子他/她喜欢的那个卡通人物就是吃饭好、不吃乱七八糟的零食才能那么聪明那么棒的，经常在这样的观念灌输下，宝宝会形成一定的意识，吃零食不好，以后再想吃什么的时候，就会有所犹豫。这是一项长期的说服工作，潜移默化地影响着孩子对食物的选择。要经常跟孩子聊什么是真正有营养的，什么是该少吃的，什么是不该吃的。当然，家长一定要多学习一些正确的营养学知识才行。

3. 饭菜美味可口

三餐一定要营养充足，尽量做到色香味俱全，让宝宝爱吃。多选择坚果、水果、红枣、奶制品之类的空闲时可以吃的零食。宝宝小小的胃被占着的话就不会总想着吃零食了。可以让孩子参与到制作食物的过程中来，比如让孩子洗菜、择菜，或者让孩子用儿童刀叉亲手做上一盘水果蔬菜沙拉，再或者妈妈在家烤饼干、蛋糕时可以让宝宝帮忙，自己动手做的食物，孩子会格外喜欢。试想，体会到制作美食乐趣的宝宝还会闹着要吃那些不健康的零食吗？如果日常饮食能得到孩子的喜爱，那么他自然会远离那些花花绿绿的"垃圾零食"了。

4. 妈妈的态度很重要

妈妈在给孩子戒掉零食的过程中的态度也非常的重要，需要把握几条原则。首先态度要温和而坚定：想成功戒掉宝宝的零食，妈妈应该采温和而坚定的态度，也就是说到做到，不用对宝宝过于严厉，更不要威胁、利诱，只要坚持原则、柔声劝阻即可。举个例来说，如果宝宝晚上吵着要吃零食，妈妈这时就得拿出魄力，用坚定的态度告诉宝宝，现在要睡觉，明天早上才可以吃。就算宝宝哭闹，妈妈都不能妥协，久之宝宝就会知道，哭是没有用的，而只能乖乖顺从。

其次，妈妈要用同理心对待宝宝：突然不准小朋友吃零食，可能会使幼儿心理产生挫折而哭闹，这时妈妈就必须用同理心对待，有忍受小朋友哭闹的心理准备，但也不可因心疼或受不了而妥协、让步，否则可会功亏一篑。此外，妈妈要改的是小朋友的一个习惯、一件事，而非他本身，所以妈妈也要避免用其他物质上的奖品来鼓励小孩。

九、如何培养孩子细嚼慢咽的习惯

幼儿胃肠娇嫩，消化系统发育需要一个渐进的过程，所以幼儿在吃饭时应咀嚼得慢一些。这是因为：一方面可使胃肠充分分泌各种消化液，对食物进行完全的消化吸收，而且能够使食物和唾液充分混合，形成食团后很方便地进入到胃肠里，这种磨碎的混合物容易被胃消化，从而相应地减轻了胃肠道的负担。另一方面，饭菜在口里多嚼一嚼，能使食物跟唾液（口水）充分拌匀，唾液中的消化酶能帮助食物进行初步的消化，使吃下去的东西消化得更好些，吸收利用得更多些。同时，充分咀嚼食物，还有利于幼儿颌骨的发育，增加牙齿和牙周的抵抗力，并能使幼儿感到被咀嚼食物的甜味，从而增加食欲。

如果小儿吃饭速度太快，饭菜尚未嚼烂就吞咽下去，结果会让胃花很大的力量去"捣碎"食物，而且还因消化液未充分分泌而使食物消化不全，再加上由于口水掺和不进食物，酶的作用未能发挥，也影响了食物的消化，就有可能造成消化不良和引发胃肠道各种疾病。

另外，有些特别的食物，如油炸花生、炒蚕豆等，只能靠牙齿才能嚼碎，胃根本无法捣烂，有部分孩子吃什么拉什么就是这个道理。因此幼儿吃饭要细嚼慢咽，一般每顿饭需用时间 20 分钟左右，这样才有利于健康。

不少妈妈怕孩子吃不好，往往鼓励孩子快快吃饭。不过吃饭过快并不是好的行为方式，长此以往还影响孩子身心健康，儿童进食应提倡细嚼慢咽。

在人的唾液中有许多消化酶，食物咀嚼的时间越长，食物就会被研磨得越小越细，食物与唾液混合的时间就越长，就越能使食物得到初步消化。由于儿童的胃肠道发育还不完善。如果在进食时充分咀嚼，在口腔中就能将食物充分地研磨和初步消化，就可以减轻下一步胃肠道消化食物的负担，提高儿童对食物的消化吸收能力，保护胃肠道，促进营养素的充分吸收和利用。但如果吃得过快，食物不能被充分咀嚼，就加重了胃肠的消化负担，从而延长了消化时间，降低了营养被消化吸收的比例。

同时，如果儿童进食过快还容易导致饮食过量，从而造成肥胖等健康问题。因为食物进入人体后，血糖升高，达到一定水平时，大脑的食欲中枢就会发出停止进食的指令。儿童吃得过快,在大脑食欲中枢还来不及发出指令前,已经进食了过量的食物。

因此,儿童吃饭时,家长不要对儿童催促,要让宝宝有时间充分咀嚼;对进食快的方式也不要进行鼓励。

十、别让西式快餐占领宝宝的心

1. 西式快餐的危害

(1)损害少年儿童智力

加拿大研究人员研究发现高脂肪的"洋快餐"会损害儿童正在发育的神经系统,并对其大脑和思维素质造成永久性的伤害。

(2)导致肥胖和性早熟

2003 年,美国华盛顿大学内分泌学家迈克尔·施瓦茨教授研究发现:汉堡包、炸薯条等美式快餐可引起人体内激素的变化,易使食用者特别是少年儿童上瘾,难以控制进食量。因为人体内的激素——"瘦素"控制着人体的饮食行为,为什么小孩吃了一次"洋快餐"就想吃第二次,就是因为"洋快餐"干扰影响了"瘦素"在体内的正常水平。由于"洋快餐"和可乐等饮料具有"成瘾性",在欧洲,许多家长都禁止孩子吃美式快餐、喝可乐。而在我国,由于"洋快餐"的销售策略是以儿童为促销对象,他们用简单的儿童游乐设施、成套的小礼物、各色甜食,诱使孩子们不断地去消费。广大家长对此缺乏警惕,近 10 年来,我国少年儿童的肥胖人数翻了两番。毫无疑问,经常食用"洋快餐",造成饮食结构不平衡,是出现这种状况的主要原因之一。

（3）氢化油导致慢性病

东西方传统膳食结构存在的巨大差异，使中国国民对反式脂肪酸（Trans fatty acids，TFAS）的认识远远落后于西方，我国消费者甚至不知道膳食中存在反式脂肪酸。而伴随"洋快餐"的泛滥，国民膳食中反式脂肪酸也越来越多。

"洋快餐"用的油是氢化油，即把植物油加氢气后生产出的油，其含有约38%的反式脂肪酸——这是一种自然界不存在的脂肪酸，是人造的脂肪酸。由于人造反式脂肪酸具有耐高温和不易变质的优点，所以氢化油可增加食品的口感，并大大降低成本，在"洋快餐"中被普遍应用。然而氢化油会使得有助防止血管硬化的"好"胆固醇（HDL）减少，使容易导致血管梗死的"坏"胆固醇（LDL）增加。长期食用反式脂肪酸会导致糖尿病、冠心病等慢性病的发生。一般的天然脂肪人体吸收后7天就能代谢排出体外，而反式脂肪酸则需要51天才能被分解代谢、排出体外，因此更容易造成肥胖。鉴于此，2006年10月30日，美国5500家肯德基连锁店被迫宣布停止使用氢化油，但是在中国肯德基却没有这样的举动。

（4）致癌物质含量很高

瑞典国家食品管理局于2002年4月24日公布的一项研究结果表明：汉堡包、炸薯条、炸鸡等食物中含有大量的"丙烯酰胺"，这种物质可导致基因突变，损害中枢和周围神经系统，诱发良性或恶性肿瘤。美国食品与药物管理局于2004年公布了750种食品检验结果，再度证实了炸薯条、炸薯片、爆玉米花及饼干中所含"丙毒"最高！日本厚生劳动省的一项研究也表明，从薯片中可检验出高浓度的丙烯酰胺。英国、法国、美国的专家也纷纷进行了检测，全都得出肯定的结论。

美国加州首席检察官比尔·洛克耶对包括麦当劳、肯德基、汉堡王、温狄在内的 9 个快餐连锁店提起诉讼,因为这几家快餐公司违反了加州法律——65 号动议,该项条款要求人们在接触已知致癌物质或有毒化学物质时应当预先提出警告。首席检察官要求:快餐公司必须在油炸薯片和油炸薯条的外包装上注明该食品含有致癌物质丙烯酰胺。

(5)"三高""三低"营养失衡

由于"洋快餐"具有"三高"和"三低"的特点,即"高热量、高脂肪、高蛋白质"和"低矿物质、低维生素、低膳食纤维",因此,国际营养学界称之为"垃圾食品"!

2004 年 5 月中旬,见证美式快餐对健康危害的纪录片《给我最大号》在美国上映,并获得了 2005 年奥斯卡金像奖最佳纪录片的提名。该片记录了年轻的美国导演摩根·斯普尔洛克强迫自己在 30 天内一日三餐只吃麦当劳出售的食物和饮料。在这个过程中,有 3 位医生(心脏内科、消化内科、营养科)进行监督,并不断检查他的健康状态。此前,斯普尔洛克身高 1.9 米,体重不到 84 公斤,身体非常健康。实验进行 2 周后,医生发现其肝脏受到严重损伤;3 周后,检查又发现他的心脏功能发生异常,为此医生建议他每天服用阿司匹林,但为了保证实验的真实性,遭到斯普尔洛克的拒绝。一个月后实验完全结束时,斯普尔洛克肝脏呈现中毒反应、胸口闷痛、血压大幅度升高、胆固醇上升了 65%,体重增加了 11 公斤。进行监督的医生明确指出:长期食用美式快餐等"垃圾食品",可能会对健康造成永久性的伤害!

2. 怎么能让孩子抵挡住"洋快餐"的诱惑

一般来讲,孩子偶尔吃一次西式快餐是不会对身体构成什么危害的,但孩子三天两头去吃或者每周都要吃一次那家长就要警惕了。孩子们很难抵挡西式快餐的诱惑，这需要家长的循循善诱，平时家长要多给孩子讲西式快餐的危害，注意语言不要太生硬，不要用教导的口气给孩子讲，这样孩子容易逆反。要结合生活中的故事用孩子能接受的语气讲给孩子听。从小给孩子灌输营养知识、养生意识对孩子一生的健康非常有利，这样孩子就能知道吃了西式快餐会让自己变得很胖、变得不聪明等等坏处，自然的，孩子就不会迷上西式快餐了。

十一、让宝宝爱上健康零食——美味水果

（一）苹果

1. 苹果的营养

苹果，属于蔷薇科大宗水果，不仅是我国最主要的果品，也是世界上种植最广、产量最多的果品。其味道酸甜适口，营养丰富。据测定，每百克苹果含果糖 6.5 ~ 11.2 克，葡萄糖 2.5 ~ 3.5 克，蔗糖 1.0 ~ 5.2 克；还含有微量元素锌、钙、磷、铁、钾及维生素 B_1、维生素 B_2、维生素 C 和胡萝卜素等。美国流传一种说法："每顿饭吃一个苹果，就不用请医生"。此话虽然有些夸张，但苹果的营养和药用价值由此可窥见一斑。又因苹果所含的营养既全面又易被人体消化吸收，所以，非常适合婴幼儿、老人和病人食用。

苹果素有"智慧果"、"记忆果"的美称。人们早就发现，多吃苹果有增进记忆、提高智能的效果。苹果不仅含有丰富的糖、维生素和矿物质等大脑必需的营养素，而且更重要的是富含锌元素。据研究，锌是人体内许多重要酶的组成部分，是促进生长发育的关键元素。锌通过酶广泛参与体内蛋白质、脂肪和糖的代谢。锌还是构成与记忆力息息相关的核酸与蛋白质的必不可少的元素。缺锌可使大脑皮层边缘部海马区发育不良，影响记忆力，实验也证明，

减少食物中的锌，幼童的记忆力和学习能力受到严重障碍。锌还与产生抗体、提高人体免疫力等有密切关系。

（1）苹果中的胶质和微量元素铬能保持血糖的稳定，还能有效地降低胆固醇。

（2）在空气污染的环境中，多吃苹果可改善呼吸系统和肺功能，保护肺部免受污染和烟尘的影响。

（3）苹果中含的多酚及黄酮类天然化学抗氧化物质，可以减少肺癌的危险，预防铅中毒。

（4）苹果特有的香味可以缓解压力过大造成的不良情绪，还有提神醒脑的功效。

（5）苹果中富含粗纤维，可促进肠胃蠕动，协助人体顺利排出废物，减少有害物质对皮肤的危害。

（6）苹果中含有大量的镁、硫、铁，铜、碘、锰、锌等微量元素，可使皮肤腻、润滑、红润有光泽。

2.苹果的食疗功效

苹果生治便秘，熟治腹泻。苹果中含有丰富的鞣酸、果胶、膳食纤维等特殊物质，鞣酸是肠道收敛剂，它能减少肠道分泌而使大便内水分减少，从而止泻。而果胶则是个"两面派"，未经加热的生果胶有软化大便缓解便秘的作用，煮过的果胶却摇身一变，具有收敛、止泻的功效。膳食纤维又起到通便作用。鞣酸在果肉及果皮内均含有，果皮中含量更丰富，而果胶含在果肉内，近皮处丰富，将苹果煮熟后对半切开，会发现近皮处有一层浅黄色的物质，就是果胶。因此，在吃煮熟的苹果时，最好连皮一起吃，这样治疗腹泻的效果会好些。

苹果治小儿腹泻配方:苹果若干个,将苹果用开水洗净,削皮,隔水蒸熟,捣烂成泥,备用。服法:每日 4 次,每次约 100 克,一岁以下婴儿每次约 50 克,日服 3 ~ 4 次,此时不食其他食物,待症状好转后可减少吃苹果泥,功效:益脾健胃,厚肠止泻,还适用于经常大便溏薄。制作指导:将削掉皮的苹果浸于凉开水里,可防止氧化使苹果清脆香甜。

而如果把苹果作为煲汤材料,加热后又能起到收敛、止泻的作用。因为鞣酸和加热后的果胶具有收敛作用,能使大便内水分减少,从而达到止泻目的。所以如果家里有腹泻的孩子,家长可以把苹果洗干净,连皮放入沸水中煮几分钟,用勺子刮果泥给孩子吃。或者把苹果放入水中煎煮,取浓汁饮用。

3. 食用时的注意事项

关于苹果打蜡,苹果打蜡对人体有危害吗?首先,我们主要看是哪种蜡,如果是符合国家卫生安全标准的食用蜡则相对安全。但如果是工业蜡,其中含有的汞和铅则对人体有害。挑选打蜡水果时,可用手或餐巾纸擦拭水果表面,如能擦下一层淡淡的红色,就很有可能是工业蜡。食用蜡和工业蜡不太容易用肉眼分辨,水果食用前应用盐水清洗,或者干脆去皮之后再食用。

(二)梨

1. 梨的营养

梨又称快果、玉乳等,古人称梨为"果宗",即"百果之宗"。因其鲜嫩多汁,酸甜适口,所以又有"天然矿泉水"之称。我国是梨属植物中心发源地之一,亚洲梨属的梨大都源于亚洲东部,日本和朝鲜也是亚洲梨的原始产地;国内栽培的白梨、砂梨、秋子梨都原产我国。

梨子在果品中的地位重要，适宜性比苹果还要广泛，不爱吃梨的人很少。梨性凉并能清热镇静，常食能使血压恢复正常，改善头晕目眩、咽干上火等症状。孕妇、宝宝上火后可以吃梨降火是个不错的选择。梨有较多糖类物质和多种维生素，易被人体吸收，增进食欲，对肝脏具有保护作用。食梨能防止动脉粥样硬化，抑制致癌物质亚硝胺的形成，从而防癌、抗癌。

梨果鲜美，肉脆多汁，酸甜可口，风味芳香优美。富含糖、蛋白质、脂肪、碳水化合物及多种维生素，对人体健康有重要作用。梨果还可以加工制作梨干、梨脯、梨膏、梨汁、梨罐头等，也可用来酿酒、制醋。

2. 梨的医用价值

梨可助消化、润肺清心，有消痰止咳、退热、解毒疮的功效，还有利尿、润便的作用。梨木细致，软硬适度，是雕刻印章和高级家具的原料。梨的含糖量在 15% 以下，每天的食用量可在 300 ～ 500 克，糖尿病患者可以食用。

梨味甘微酸、性凉，入肺、胃经，具有生津，润燥，清热，化痰，解酒的作用；用于热病伤阴或阴虚所致的干咳、口渴、便秘等证，也可用于内热所致的烦渴、咳喘、痰黄等证。

（1）梨果：有生津、润燥、清热、化痰等功效，适用于热病伤津烦渴、消渴症、热咳、痰热惊狂、噎膈、口渴失音、眼赤肿痛、消化不良。

（2）梨果皮：有清心、润肺、降火、生津、滋肾、补阴功效。根、枝叶、花有润肺、消痰清热、解毒之功效。

（3）梨籽：梨籽含有木质素，是一种不可溶纤维，能在肠子中溶解，形成像胶质的薄膜，能在肠子中与胆固醇结合而排除。梨子含硼可以预防妇女骨质疏松症。硼充足时，记忆力、注意力、心智敏锐度会提高。

3. 梨的几种美味做法

山楂梨汁

原料： 梨子 1 个，山楂 10 个，白糖适量。

制法： 山楂去核洗净，放入碗中待用；梨子去皮、去核并切成小块，与山楂一起榨成汁倒入杯中；将白糖放入山楂、秋梨汁中，搅拌均匀后即可饮用。

蒸梨

原料： 水晶梨 1 个，川贝母 2 克，陈皮 2 克，冰糖 10 克，糯米 15 克。

制作： 把梨从蒂下 1/3 处切下、当盖并挖去梨心，川贝母研成细粉，陈皮切丝，糯米蒸熟，冰糖打成屑；把糯米饭、冰糖、川贝粉、陈皮丝装入水晶梨内，加入清水在蒸杯内（约 150 毫升水）；把盛梨的蒸杯放在大火上蒸 45 分钟即成。

秋梨奶羹

原料： 秋梨 1 个，牛奶 200 毫升，米粉 10 克，白糖适量。

制法： ① 秋梨去皮、去核并切成小块，加少量清水煮软，白糖调味； ②兑入温热牛奶、米粉中，混匀即成。

冰糖梨羹

原料： 梨，冰糖。

做法： 将大梨去皮、去核，剔肉，放置碗中（不用加水），再加适量冰糖，隔水蒸 15～20 分钟即可。

（三）香蕉

1. 香蕉的营养

香蕉属高热量水果，在一些热带地区香蕉还作为主要粮食。香蕉果肉香甜软滑，是人们喜爱的水果之一。欧洲人因为它能解除忧郁而称它为"快乐水果"，而且香蕉还是女士们钟爱的减肥佳果。香蕉又被称为"智慧之果"，传说是因为佛祖释迦牟尼吃了香蕉而获得智慧。香蕉果肉营养价值颇高，香蕉含有称为"智慧之盐"的磷，又有丰富的蛋白质、糖、钾、维生素 A 和维生素 C，同时纤维也多，堪称相当好的营养食品。香蕉果肉每 100 克含糖 15% 以上，蛋白质 1.5%，还有丰富的磷 53 毫克、钙 19 毫克、钾 400 毫克、维生素 C 24 毫克。香蕉还含有果胶、多种酶类物质以及微量元素等。

其中，维生素 A 能促进生长，增强对疾病的抵抗力，是维持正常的生殖力和视力所必需；硫胺素能抗脚气病，促进食欲、助消化，保护神经系统；核黄素能促进人体正常生长和发育。　香蕉除了能平稳血清素和褪黑素外，它还含有可具有让肌肉松弛效果的镁元素，经常工作压力比较大的朋友可以多食用。

香蕉中富含的钾和镁，钾能防止血压上升及肌肉痉挛，镁则具有消除疲劳的效果。因此，香蕉是高血压患者的首选水果。糖尿病患者进食香蕉可使尿糖相对降低，故对缓解病情也大有益处。香蕉含有的泛酸等成分是人体的"开心激素"，能减轻心理压力，解除忧郁。睡前吃香蕉，还有镇静的作用。荷兰科学家研究认为：最合营养标准又能为人脸上增添笑容的水果是香蕉。

香蕉皮变黑其实是香蕉炭疽病的表现，因与人炭疽病症状相似而得名，病原菌是香蕉盘长孢，这种菌并不会对人体产生任何作用。这种症状只有在香蕉成熟时才会表现出来，表皮出现黑点说明香蕉已完全成熟，此时口感和风味最好。同时未成熟的香蕉中含有大量鞣酸，易导致便秘，成熟后鞣酸含量大大降低，因此表皮出现黑斑时是香蕉最佳食用时机。但当果肉也出现发黑、腐烂等现象时则不建议食用。

2. 香蕉的食疗功效

香蕉是淀粉质丰富的有益水果。味甘性寒，可清热润肠，促进肠胃蠕动，但脾虚泄泻者却不宜。根据"热者寒之"的原理，最适合燥热人士享用。痔疮出血者、因燥热而致胎动不安者，都可生吃蕉肉。

民间验方更有用香蕉炖冰糖，医治久咳；用香蕉煮酒，作为食疗。近代医学建议，用香蕉可治高血压，因它含钾量丰富，可平衡钠的不良作用，并促进细胞及组织生长。用香蕉可治疗便秘，因它能促进肠胃蠕动。

早餐午餐和晚餐分别吃一根香蕉，能够为人体提供丰富的钾，从而使得大脑血凝块概率降低约21%。

3. 可以做给宝宝的几款香蕉食品

香酥炸香蕉	① 准备好所有的食材。 ② 鸡蛋打散，香蕉去皮切小段。 ③ 中小火炸制金黄。 ④ 炸好的香蕉放在吸油纸上吸出油份，吃的时候也可蘸食一些番茄酱。
香蕉鸡蛋饼	① 准备好鸡蛋、香蕉、和少许糯米粉或者面粉。 ② 鸡蛋打散，香蕉切片。 ③ 把二者一起倒入料理机搅拌 3～5 秒钟。 ④ 底部煎熟后，翻一面，继续煎熟即可。
香蕉奶昔	① 准备材料。 ② 牛奶倒入料理机中，香蕉切小块。 ③ 搅拌至浓稠没有固体香蕉块即可。
香蕉蛋糕	① 材料：中筋面粉156克，鸡蛋3枚，香蕉3根，白砂糖100克，色拉油125克，大杏仁65克，泡打粉5克，小苏打1.25克，肉桂粉2克。

	② 将中筋面粉过筛与泡打粉、小苏打粉、肉桂粉混合备用。 ③ 200° 预热的烤箱，烤 20 分钟左右，取出后在其表面刷一层稀释的苹果酱即可（烤焙时间请按自家烤箱威力适量调整）。
巧克力脆皮酸奶香蕉奶糕	① 准备好所有材料。 ② 小锅里倒入蛋黄，细砂糖，牛奶搅拌均匀。 ③ 放到火上慢慢加热，不要煮沸，快煮沸的时候立即离火，放凉。 ④ 趁巧克力没有成型，立刻撒上花生碎沾在表面，再放入冰箱冷冻即可。
香蕉山药卷	① 准备好所需要的原材料。 ② 将香蕉去皮切成小块，和牛奶一起倒进搅拌杯里。 ③ 将山药条放在香蕉饼的一端。 ④ 然后卷至另一端，用刀切成两厘米左右的段即可。
香蕉面包	① 准备好所需要的材料。 ② 香蕉捣成泥与除黄油之外的所有材料混合。 ③ 做好的面包卷排放到刷过油的烤盘里再次发酵。 ④ 表面刷全蛋液，撒上白芝麻，放入预热好的烤箱中下层，175° 上下火烤 20 分钟。

（四）橘子

1. 橘子的营养

橘子常与柑子一起被统称为柑橘，颜色鲜艳，酸甜可口，一般呈橘黄色，也有青色或其他颜色，是人们生活中最常见的水果之一，果皮可入药。柑橘果实营养丰富，色香味兼优，既可鲜食，又可加工成以果汁为主的各种加工制品。柑橘产量居百果之首，柑橘汁占果汁的 3/4。柑橘每 100 克的可食部分中，含核黄素 0.05 毫克，烟酸 0.3 毫克，抗坏血酸（维生素 C）16 毫克，蛋白质 0.9 克，脂肪 0.1 克，糖 12 克，粗纤维 0.2 克，无机盐 0.4 克，钙 26 毫克，磷 15 毫克，铁 0.2 毫克，热量 221.9 焦耳。橘子中的胡萝卜素（维生素 A 原）含量仅次于杏，比其他水果都高。柑橘还含多种维生素，此外，还含镁、硫、钠、氯和硅等元素。橘子中丰富的营养成分有降血脂、抗动脉粥样硬化等作用，对于预防心血管疾病的发生大有益处。橘汁中含有一种名为"诺米林"的物质，具有抑制和杀死癌细胞的能力，对胃癌有预防作用。橘子皮呈橙红色，果肉呈粒状，与柚子十分相似。橘子皮薄肉多，汁水酸甜可口，剥开橘子橘子水就可溢出。

橘子味甘酸、性温，入肺。主要治胸膈结气、呕逆少食、胃阴不足、口中干渴、肺热咳嗽及饮酒过度。具有开胃、止咳润肺的功效。橘子营养也十分丰富，一个橘子就几乎满足人体一天中所需的维生素 C 的含量。并且橘子中含有 170 余种植物化合物和 60 余种黄酮类化合物，其中的大多数物质均是天然抗氧化剂。

2. 橘子虽好，不宜多吃

（1）吃橘子过多引起结石

橘子含水量高、营养丰富，含大量维生素 C、枸橼酸及葡萄糖等十余种营养物质。食用得当，能补益肌体，特别对患有慢性肝炎和高血压患者，多吃蜜橘可以提高肝脏解毒作用，加速胆固醇转化，防止动脉硬化。适当食用可增进食欲，但如食用不当反而无益。

（2）儿童尤其不宜多吃橘子

橘子富有的胡萝卜素，若大量吃入，每天 500 克左右连吃两个月，可出现高胡萝卜素血症，表现为手、足掌皮肤黄染，渐染全身，可伴有恶心、呕吐、食欲不振、全身乏力等症状，有时易与肝炎混淆。

胡萝卜素在肝脏中转变成维生素 A，而大量的胡萝卜素在小儿肝脏不能及时转化，就随血液遍及周身各处沉积，对身体产生不良反应。

有些孩子吃橘子过多还会出现中医所说的"上火"表现，如舌炎、牙周炎、咽喉炎等。所以，我们认为儿童不要多吃橘子。若吃多时，应停食 1 ~ 2 周再吃。

（五）桃子

1. 桃子的营养

桃子富含多种维生素、矿物质及果酸等，纤维成分果胶颇多，有缓解便秘的功效。其含铁量居水果之冠，为苹果和梨的 4 ~ 6 倍，是缺铁性贫血病人的理想辅助食物。

每 100 克桃子的可食部分中，能量为 117.2 ~ 7.7 千焦，约含蛋白质 0.8 克；脂肪 0.1 克；各种糖类 10.7 克，钙 8 毫克，磷 20 毫克，铁 10 毫克，维生素 A 原（胡萝卜素）60 微克。维生素 B_1 30 微克，维生素 B_2 20 微克、维生素 C 6 毫克、烟酸 0.7 毫克，另含多种维生素、苹果酸和柠檬酸等。

桃子的主要成分是蔗糖，而维生素与矿物质的含量较少，但是属于纤维成分的果胶颇多，其有整肠的功用。将桃子作为汉方药使用是由于蓓蕾中含有的苷，对于利尿或便秘颇具效果。而桃子的叶郡，据说可用来沐浴并可去除痱子。

2. 桃子的食用技巧

① 食用前要将桃毛洗净，以免刺入皮肤，引起皮疹；或吸入呼吸道，

引起咳嗽、咽喉刺痒等症。巧去桃毛：在清水中放入少许食用碱，将鲜桃放入浸泡3分钟，搅动几下，如此桃毛便会自动上浮，清洗几下毛就没了。

② 挑选桃子：用手摸，表面毛茸茸、有刺痛感的是没有被浇过水的，以稍用力按压时硬度适中不出水的为宜，太软则容易烂。颜色红的桃子不一定甜，桃核与果肉分离的不要买，核与肉粘在一起的，果肉才比较甜。

3. 宝宝吃桃子要特别注意

第一次喂宝宝吃桃子的时候要注意，要从量少开始喂，观察宝宝有没有出现过敏反应，假如没有出现过敏症状，可以逐渐增加喂食的量。吃桃一旦出现过敏，刚开始症状较轻时，比如嘴角发红、脱皮、瘙痒，这个时候家长应让孩子停止食用，将其脸、手洗净。如果孩子的症状比较严重，比如嘴唇、口周、耳朵、颈部出现大片红斑，甚至有轻微水肿，就应该重视了，严重的话甚至会引起腹泻。吃桃子会过敏，一方面是因为桃子上有一层茸毛，光用水清洗桃子往往不能把桃子的毛全部洗掉，而体内本身又对这种桃毛过敏；另一方面，跟人的体质有关；桃子从树上摘下来，本身就有暑气，跟身体里的湿热冲撞在一起有可能引起过敏。还有很多人一吃桃就闹肚子，这是因为桃子中含有大量的大分子物质，而这些人胃肠功能太弱。宝宝胃肠功能并不是很强，因此不宜吃太多桃子。

（六）葡萄

1. 葡萄的营养

葡萄的营养价值很高，葡萄汁被科学家誉为"植物奶"。葡萄含糖量达

8%到10%，以葡萄糖为主。在葡萄所含的较多糖分中，大部分是容易被人体直接吸收的葡萄糖，所以葡萄成为消化能力较弱者的理想果品。当人体出现低血糖时，若及时饮用葡萄汁，可很快使症状缓解。葡萄中的多量果酸有助于消化，适当多吃些葡萄，能健脾和胃。葡萄中含有矿物质钙、钾、磷、铁、葡萄糖、果糖、蛋白质、酒石酸以及多种维生素 B_1、维生素 B_2、维生素 B_6、维生素 C、维生素 P 等，还含有多种人体所需的氨基酸，常食葡萄对神经衰弱、疲劳过度大有裨益，此外它还含有多种具有生理功能的物质。把葡萄制成葡萄干后，糖和铁的含量会相对高，是妇女、儿童和体弱贫血者的滋补佳品。

法国科学家研究发现，葡萄能降低人体血清胆固醇水平，降低血小板的凝聚力，对预防心脑血管病有一定作用。葡萄籽富含一种营养物质"多酚"，长期以来，人们一直相信维生素 E 和维生素 C 是抗衰老最有效的两种物质，可是葡萄籽中含有的这种多酚的特殊物质，其抗衰老的能力是维生素 E 的 50 倍，是维生素 C 的 25 倍。常用以葡萄籽为原料的护肤品或食品，可以护肤美容，延缓衰老，使皮肤洁白细腻富有弹性。可以说，葡萄全身都是宝。

中国历代医药典籍对葡萄的药用价值均有论述。中医认为，葡萄味甘微酸、性平，具有补肝肾、益气血、开胃生津、利小便之功效，可用于脾虚气弱、气短乏力、水肿、小便不利等病症的辅助治疗。《神农本草经》载文说：葡萄主"筋骨湿痹，益气，倍力强志，令人肥健，耐饥，忍风寒。久食，轻身不老延年。"

在中国，新疆葡萄甲天下，尤其以吐鲁番的葡萄最负盛名。盛夏的季节走进绿洲，家家户户的葡萄架不但会带给你清凉，好客的主人还会采来晶莹的鲜葡萄给你消暑解渴；即使是隆冬，在塔里木盆地一带的集市上，仍然可以尝到保存得较好的葡萄。这里的葡萄种类繁多，品质优异，是大自然馈赠给人们的珍贵礼物。

（七）西瓜

1. 西瓜的营养

西瓜，西瓜堪称"瓜中之王"。西瓜堪称"盛夏之王"，清爽解渴，味道甘味多汁，是盛夏佳果，西瓜除不含脂肪和胆固醇外，含有大量葡萄糖、苹果酸、果糖、精氨酸、番茄素及丰富的维生素 C 等物质，是一种富有很高的营养、纯净、食用安全食品。瓤肉含糖量一般为 5% ~ 12%，包括葡萄糖、果糖和蔗糖。甜度随成熟后期蔗糖的增加而增加。西瓜中所含的糖、蛋白质和微量的盐，能降低血脂，软化血管，对医治心血管病，如高血压等亦有疗效。西瓜皮及种子壳所制成的西瓜霜，能够治疗口疮、口疳、牙疳、急性咽喉炎等症。西瓜果皮、果肉、种子都可食用、药用。

2. 吃西瓜要特别注意的

（1）西瓜变质后不可以吃，容易引起胃肠病而下痢。清·张璐《本经逢源》云：西瓜，甘寒降泻。子仁甘温性升，开豁痰涎之理是其本性。又引《相感志》云：食西瓜后食其子，即不噫瓜气，其温散之力可知。过食瓜果类致使胃肠寒积腹痛者，酌服中药理中汤可治。西瓜裨益于人虽多，慎记台湾民间俚语云：日吃西瓜，半夜反症。

（2）饭前及饭后不宜吃，因为西瓜中大量的水分会冲淡胃中的消化液，在饭前及饭后吃都会影响食物的消化吸收，而且饭前吃大量西瓜又会占据胃的容积，使就餐中摄入的多种营养素大打折扣，特别是对孩子、孕妇和乳母的健康影响更大。而对于想通过节食减肥的人则在饭前吃点西瓜不失是一种减少食物摄入的好方法。

（3）不宜吃得太多，因为西瓜属于"生冷食品"，任何人吃多了都会伤脾胃，导致食欲不佳、消化不良及胃肠抵抗力下降，引起腹胀、腹泻。

（4）少吃冰西瓜，虽然大热天吃冰西瓜的解暑效果很好，但对胃的刺激很大，容易引起脾胃损伤，所以应注意把握好吃的温度和数量。最好把西瓜放在冰箱冷藏室的最下层，这里的温度大约是8℃～10℃，这个温度口味也最好，每次吃的量不要超过500克，且要慢慢地吃。对于有龋齿（蛀牙）和遇冷后即会感到酸、痛的牙过敏者，以及胃肠功能不佳者就不宜吃冰西瓜。

（5）打开时间过久不能吃，气温升高后，适宜细菌繁殖，如果吃打开时间过久、已被病菌污染的西瓜，就会导致胃肠道传染病。因此，吃西瓜应注意选择成熟的新鲜西瓜。

3. 西瓜美食

盛夏之际，吃西瓜无疑是最好的解暑方法，妈妈们可以自己在家用西瓜给宝宝自制各种冷饮，比市面上买来的冷饮好吃又放心哦！

西瓜雪泡

① 用球形小匙挖出10个小西瓜球，放在盘子里，于冰箱内冷冻2小时。

② 剩下的西瓜削皮、去籽，切成小块，放入搅拌机内，再加入橙汁和鲜奶油，盖好盖子以高速打15秒，直至充分混合。

③ 将冷冻好的小西瓜球放入杯中，倒入打好后的果汁即可。

西瓜荔枝雪泥饮

① 西瓜去皮取肉，荔枝去皮，挖核，取出荔枝肉备用。

② 西瓜肉、荔枝肉和细砂糖一同放入食品加工机中搅打均匀，倒入制冰模具中，放入冰箱冷冻3个小时左右，直到液体冻结成型。

③ 将冰块再次盛入食品加工机中，搅打成雪泥，盛入杯中即可饮用。

西瓜
奶油
冰沙

① 西瓜瓤切块去籽，放入搅拌机中搅打几下成固液混合物备用。

② 将淡奶油打发。用刨冰机将冰块刨成冰沙，与西瓜汁混合，放入准备好的容器中，挤上刚刚打发的淡奶油，最后淋上少许草莓酱即可。

（八）芒果

1. 芒果的营养

芒果是人们喜食的热带水果之一，营养丰富，具有益胃止呕、祛痰止咳的功效。芒果果实营养价值极高，维生素 A 含量高达 3.8%，比杏子还要多出 1 倍。维生素 C 的含量也超过橘子、草莓。芒果含有糖、蛋白质及钙、磷、铁等营养成分，均为人体所必需。芒果除食用外，具有极大的药用价值，其果皮也可入药，为利尿、浚下剂。

根据对我国芒果产区几个芒果主要品种分析资料归纳，芒果可溶性固形物 14% ~ 24.8%，含糖量 11% ~ 19%，蛋白质 0.65% ~ 1.31%。

2. 芒果的食用禁忌

（1）芒果不利肾脏，患有急性或慢性肾炎的病人应忌食芒果。

（2）部分人对芒果过敏，尤其是果皮附近 0.5 厘米处的果肉。多数是在使用芒果的时候皮肤接触到芒果的汁液，导致嘴唇红肿、干裂，耳朵、脖子等处也会出现红肿疼痛等症状。为避免或减轻过敏症状，可以将芒果切成小块，用牙签等放入口中，避免芒果汁表皮液接触。过多的维生素 C 也有可能和肾上腺皮质固醇产生干扰，使身体抗发炎过。

3. 芒果美食

芒果果肉具有独特的香气，是许多宝宝非常喜爱的水果，但是吃芒果时往往弄得满手满脸都是果泥，令妈妈们哭笑不得。给大家介绍一些关于芒果的甜点、饮品的制作方法，您可以放心的做给宝宝吃啦！

芒果西米露

主料：芒果，椰汁，牛奶，小西米

辅料：蜂蜜

做法：

① 锅中加水烧开，将西米倒入锅中，转小火，盖盖子煮。水量加足一些，煮时中途不时搅一下，避免糊底。

② 等待煮西米的过程中，我们来处理芒果。将芒果沿着果核切开，用刀在果肉上划十字刀，再把果皮翻转，沿着果皮用刀将果肉轻轻切下。

③ 大约25分钟后，看西米煮至透明，只剩中间一点小白点时，关火，盖上盖子焖5分钟。

④ 待西米完全变透明时，用网筛捞起，过一遍凉开水即可。

⑤ 再倒入牛奶和椰汁中，搅拌均匀。

⑥ 待西米在牛奶中浸泡15分钟后，加入芒果和少许蜂蜜即可。如果放入冰箱稍微冷藏一下吃起来效果会更佳。

抹茶芝士芒果双层蛋糕

原料：

上层材料：忌廉芝士200克，糖80克，淡忌廉100克，鱼胶粉10克，芒果茸300克。

下层材料：忌廉芝士150克，糖60克，蛋85克，面粉8克，粟粉6克，抹茶粉10克，淡忌廉200克，清蛋糕。

制作方法：

上层做法：

① 面粉，粟粉，抹茶粉过筛备用。

② 忌廉芝士放软加糖拌匀，加入鸡蛋（分 4 次）打至滑身，加入过筛好的粉类，再加入淡忌廉拌匀。

③ 把做好的蛋糕糊倒入饼底上。

④ 预热烤箱后放入 200° 烤 40 分钟，再转 180° 烤 20 分钟。

下层做法：

① 蛋糕片放入模中压平。

② 鱼胶粉加温水，隔热水溶化。

③ 忌廉芝士加糖打至滑身，加入奶油。

④ 把芒果茸倒入芝士糊中搅拌均匀，加入鱼胶水。

⑤ 待下层蛋糕摊凉后把芝士糊倒入模内入冰箱雪藏 2 小时。

⑥ 最后写上些装饰即可。

抹茶芝士芒果双层蛋糕

芒果中含有大量的维生素，因此适量食用芒果，可以起到滋润肌肤的作用。

用料：

低筋面粉 125 克，芒果 1 个，奶油（鲜）215 克，鸡蛋 2 个，牛奶 300 克，食盐 1 克，黄油 30 克，香草精 1 毫升。

做法：

① 将盐，牛奶放入大碗中搅拌均匀，筛入低筋面粉翻拌均匀，倒入鸡蛋液。

② 将黄油隔热水溶化，或者放入微波炉中加热 10 秒钟，稍微冷却后加入面糊中均匀。

③ 然后加入鲜奶油，最后加入香草精搅拌均匀，将面糊过滤一遍，使其更顺滑。将鲜奶油倒入容器中，用电动打蛋器搅打至膨发。

④ 芒果去皮切成 1 厘米见方的小块备用，放入打发的奶油中搅匀即可。在不粘锅上薄薄的涂一层黄油，加热至手距离锅 15

奶油芒果可丽饼的做法

厘米左右能明显感觉到热度,然后将锅暂时离开火,舀入适量面糊,双面烙成金黄色即可。将可丽饼平摊,放入奶油芒果馅儿。

⑤ 然后将可丽饼摆盘即可。

芒果牛奶汁	**材料**：芒果丁 2 杯,鲜奶 2 杯, 冰开水 1/2 杯,糖少许。 **做法**：将所有材料放入果汁机中打成汁即成。 **附注**：可酌加冰块食用。
优酪芒果汁	**材料**：芒果丁 2 杯,优酪乳 2 杯,冰开水 2 杯,糖少许。 **做法**：将所有材料放入果汁机中打成汁即成。 **附注**：可酌加冰块食用。
清凉芒果汁	**材料**：芒果丁 2 杯,汽水 2 杯,柠檬汁 1 汤匙,冰块 1/2 杯,糖少许。 **做法**：将所有材料放入果汁机中打成汁即成。 **附注**：可酌加冰块食用。

（九）草莓

草莓,果实鲜红美艳,柔软多汁,甘酸宜人,芳香馥郁。草莓营养丰富,富含多种有效成分,每百克鲜果肉中含维生素 C 60 毫克,比苹果、葡萄含量还高。果肉中含有大量的糖类、蛋白质、有机酸、果胶等营养物质。据测定,每 100 克草莓果肉中含糖 8 ~ 9 克、蛋白质 0.4 ~ 0.6 克,维生素 C 50 ~ 100 毫克,比苹果、葡萄高 7 ~ 10 倍。而它的苹果酸、柠檬酸、维生素 B_1、维生素 B_{12},以及胡萝卜素、钙、磷、铁的含量也比苹果、梨、葡萄高 3 ~ 4 倍。台湾人把草莓称为"活的维生素丸",德国人把草莓誉为"神奇之果",可见是不无道理的。草莓的营养成分容易被人体消化、吸收,多吃也不会受凉或上火,是老少皆宜的健康食品。

草莓入药亦堪称上品，中医认为，草莓性味甘、凉，入脾、胃、肺经，有润肺生津，健脾和胃，利尿消肿，解热祛暑之功，适用于肺热咳嗽，食欲不振，小便短少，暑热烦渴等。草莓中含有的果胶及纤维素，可促进胃肠蠕动，改善便秘，预防痔疮、肠癌的发生。草莓中含有的胺类物质，对白血病、再生障碍性贫血有一定疗效。一般人群均可食用，风热咳嗽、咽喉肿痛、声音嘶哑者;夏季烦热口干或腹泻如水者;癌症，特别是鼻咽癌、肺癌、扁桃体癌、喉癌患者尤宜食用。

痰湿内盛、肠滑便泻者、尿路结石病人不宜多食。《本草纲目》:"补脾气，固元气，制伏亢阳，扶持衰土，壮精神，益气，宽痞，消痰，解酒毒，止酒后发渴，利头目，开心益志。"草莓的膳食价值如下:

（1）饭前吃草莓缓解胃口不佳

遇积食腹胀、胃口不佳时，可在饭前吃草莓60克，每日3次。

齿龈出血、口舌生疮、小便少、色黄时，可将鲜草莓60克捣烂，冷开水冲服，每日3次。

干咳无痰，日久不愈时，可用鲜草莓6克与冰糖30克一起隔水炖服，每日3次。

遇烦热干咳、咽喉肿痛、声音嘶哑时，可用草莓鲜果洗净榨汁，每天早晚各1杯。

（2）草莓对胃肠道和贫血有调理作用

西医学研究认为，草莓对胃肠道和贫血均有一定的滋补调理作用。草莓除了可以预防坏血病外，对防治动脉硬化、冠心病也有较好的功效。草莓中的维生素及果胶对改善便秘和治疗痔疮、高血压、高脂血症均有一定效果。草莓中含有一种胺类物质，对白血病、再生障碍性贫血等血液病亦有辅助治疗作用。草莓是鞣酸含量丰富的植物，在体内可吸附和阻止致癌化学物质的吸收。

（3）鲜草莓有助于醒酒

① 酒后头昏不适时，可一次食用鲜草莓 100 克，洗净后一次服完，有助于醒酒。

② 营养不良或病后体弱消瘦者，可将洗净的草莓榨汁，再加入等量米酒拌匀即成草莓酒，早晚各饮 1 杯。

（4）美白牙齿

因为草莓中含有的苹果酸作为一种收敛剂，与发酵粉混合时产生氧化作用，可以去除咖啡、红酒和可乐在牙齿表面留下的污渍。

（5）有助于心脏健康

草莓食用方法：

草莓综合果汁

主料：草莓 100 克，优酪乳 1/2 杯。

副料：柠檬 1/3 个，冰片 1～2 片，方糖 1 小茶匙。

做法：将草莓、柠檬去皮，全部放进压榨器中榨汁，并与优酪乳混淆。再注进杯中，放进冰片与甜料。

功效：草莓是维生素 C 含量最高的水果，对面疱、粉刺具有很好的疗效，脸上或身上的痘痘猖獗时，请多多饮用。

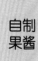
自制果酱

配料：新鲜草莓 300 克，细砂糖 180 克，柠檬汁 20 克。

制作过程：

① 草莓洗净并擦干水分，用刀切开。小个的草莓切成两半，大个的则切成四半。在草莓里加入细砂糖。

② 用筷子拌匀，使糖均匀地附着在草莓上。盖上保鲜膜，放

入冰箱冷藏 3 个小时以上（有条件的可以冷藏 24 小时）。

③ 冷藏过后，草莓内的水分会渗出，此时就可以继续下一步了。

自制果酱

④ 将草莓连同渗出的水分一起全部放入锅里，大火翻炒（可用珐琅锅或不锈钢锅，不要用铁锅）。

⑤ 不断翻炒直到草莓变软，然后用中火慢慢熬干。

⑥ 当翻炒到浓稠状态时，关火，加入柠檬汁，搅拌均匀，果酱就炒好了。

⑦ 将果酱装入干净的容器里，密封放入冰箱保存。

（十）猕猴桃

猕猴桃果实肉肥汁多，清香鲜美，甜酸宜人，耐贮藏。适时采收下的鲜果，在常温下可放一个月都不坏；在低温条件下甚至可保鲜五六个月以上。除鲜食外，还可加工成果汁、果酱、果酒、糖水罐头、果干、果脯等，这些产品或黄，或褐，或橙，色泽诱人，风味可口，营养价值不亚于鲜果，因此成为航海、航空、高原和高温工作人员的保健食品。猕猴桃汁更成为国家运动员首选的保健饮料，又是老年人、儿童、体弱多病者的滋补果品。它含有丰富的维生素 C、维生素 A、维生素 E 以及钾、镁、纤维素之外，还含有其他水果比较少见的营养成分——叶酸、胡萝卜素、钙、黄体素、氨基酸、天然肌醇。猕猴桃的别名又称为奇异果、超级水果，它的含钙量是葡萄柚的 2.6 倍、苹果的 17 倍、香蕉的 4 倍，维生素 C 的含量是柳橙的 2 倍。猕猴桃含有丰富的维生素 C，可强化免疫系统，促进伤口愈合和对铁质的吸收；它所富含的肌醇及氨基酸，可抑制抑郁症，补充脑力所消耗的营养；它的低钠高钾的完美比例，可补充熬夜加班所失去的体力，并且对维持心血管健康具有良好效果。

猕猴桃的维生素 C 的含量及食用纤维素含量达到了优秀标准，同时，猕猴桃中的维生素 E 及维生素 K 含量被定为优良，猕猴桃脂肪含量低且无胆固醇。与其他水果不同的是猕猴桃含有宽广的营养成分，大多数水果富含一、两种营养成分，但是每个猕猴桃可提供 8% 叶酸，8% 铜，8% 泛酸，6% 钙，4% 铁和维生素 B_6，2% 磷以及其他维生素和矿物质。

功能主治：果肉能调中理气，生津润燥，解热除烦。可生食，或去皮后和蜂蜜煎汤服。用于消化不良、食欲不振、呕吐、烧烫伤。可用该品绞汁，加生姜汁服。

用法用量：25 ~ 100 克；果适量，鲜食或榨汁服。

禁忌：脾胃虚寒者不宜食用。

（十一）樱桃

樱桃不仅颜色艳丽，而且味道甘美、营养丰富。樱桃是上市最早的一种乔木果实，号称"百果第一枝"。人们赏识樱桃，在于它颜色艳丽、味道甘美、营养丰富。它既含碳水化合物、蛋白质，也含有钙、磷、铁和多种维生素。尤其是铁的含量，每百克高达 6 ~ 8 毫克，位于各种水果之首，比苹果、橘子、梨高 20 ~ 30 倍，维生素 A 的含量比苹果、橘子、葡萄高 4 ~ 5 倍，常食樱桃可补充体内对铁元素的需求，促进血红蛋白再生，既可防治缺铁性贫血，又可增强体质，健脑益智。樱桃虽好，但也注意不要多吃。因为其中除了含铁多以外，还含有一定量的氰甙，若食用过多会引起铁中毒或氰化物中毒。适用量以每次 5 个（约 30 克）为佳。

樱桃的作用与功效

（1）抗贫血，促进血液生成：樱桃含铁量高，位于各种水果之首。铁是合成人体血红蛋白、肌红蛋白的原料，在人体免疫、蛋白质合成及能量代谢等过程中，发挥着重要的作用，同时也与大脑及神经功能、衰老过程等有着密切关系。常食樱桃可补充体内对铁元素量的需求，促进血红蛋白再生，既可防治缺铁性贫血，又可增强体质，健脑益智。

（2）防治麻疹：麻疹流行时，给小儿饮用樱桃汁能够预防感染。樱桃核则具有发汗透疹解毒的作用。

（3）祛风胜湿，杀虫：樱桃性温热，兼具补中益气之功，能祛风除湿，对风湿腰腿疼痛有良效。樱桃树根还具有很强的驱虫、杀虫作用，可驱杀蛔虫、蛲虫、绦虫等。

（4）收涩止痛：民间经验表明，樱桃可以治疗烧烫伤，起到收敛止痛，防止伤处起泡化脓的作用。同时樱桃还能治疗轻、重度冻伤。

（5）养颜驻容：樱桃营养丰富，所含蛋白质、糖、磷、胡萝卜素、维生素C等均比苹果、梨高，尤其含铁量高，常用樱桃汁涂擦面部及皱纹处，能使面部皮肤红润嫩白，祛皱消斑。

（十二）柚子

在众多的秋令水果中，柚子可算是个头最大的了，一般都在1千克以上。它在每年的农历八月十五左右成熟，皮厚耐藏，一般可存放三个月而不失香味，故有"天然水果罐头"之称。柚子外形浑圆，象征团圆之意，所以也是中秋节的应景水果。更重要的是柚子的"柚"和庇佑的"佑"同音，柚子即佑子，被人们认为有吉祥的含义。柚子含有糖类、维生素B_1、维生素B_2、维生素C、维生素P、胡萝卜素、钾、钙、磷、枸橼酸等。柚皮主要成分有柚皮甙、新橙皮甙等，柚核含有脂肪油、黄檗酮、黄檗内酯等。柚子营养丰富，每100克可食部分，含水分84.8克、蛋白质0.7克、脂肪0.6克、碳水化合物12.2克、热量57千卡、粗纤维0.8克、钙41毫克、磷43毫克、铁0.9毫克、胡萝卜素0.12

毫克、硫酸素 0.07 毫克、核黄素 0.02 毫克、烟酸 0.5 毫克、抗坏血酸 41 毫克。

中医认为，柚子味甘、酸，性寒，有健胃化食、下气消痰、轻身悦色等功用。现代医药学研究发现，柚肉中含有非常丰富的维生素 C 以及类胰岛素等成分，故有降血糖、降血脂、减肥、美肤养容等功效。经常食用，对高血压、糖尿病、血管硬化等疾病有辅助治疗作用，对肥胖者有健体养颜功能。

柚子还具有健胃、润肺、补血、清肠、利便等功效，可促进伤口愈合，对败血症等有良好的辅助功效。此外，柚子含有生理活性物质皮甙，可降低血液的黏滞度，减少血栓的形成，故而对脑血管疾病，如脑血栓、中风等也有较好的预防作用。而鲜柚肉由于含有类似胰岛素的成分，更是糖尿病患者的理想食品。

食用禁忌

腹部寒冷、常患腹泻的病人最好少吃。

服降血脂药的病人不要吃柚子，因为药物与柚子会产生相互作用。

服药期间不宜吃柚子。

柚子的选购要诀：一般是闻、叩两个环节。闻，即闻香气，熟透了的柚子，芳香浓郁；叩，即按压叩打果实外皮，外皮是否有下陷，下陷没弹性的质量较差。挑选柚子最好选择上尖下宽的标准型，表皮须薄而光润，并且色泽呈淡绿或淡黄。刚买回来的柚子，最好在室内放置两周左右，这样果实水分逐渐蒸发，甜度提高，吃起来味更美。

（十三）蓝莓

蓝莓果实中除了常规的糖、酸和维生素 C 外，富含维生素 E、维生素 A、维生素 B、SOD、蛋白质、花青苷、食用纤维以及丰富的钾、铁、锌、钙等矿物质元素。

据对从美国引进的 14 个品种的蓝莓果实分析测定，每百克蓝莓鲜果中花青苷色素含量高达 163 毫克，蛋白质 400 ~ 700 毫克、脂肪 500 ~ 600 毫克、碳水化合物 12.3 ~ 15.3 毫克，维生素 A 高达 81 ~ 100 国际单位、维生素 E 2.7 ~ 9.5 微克、SOD 5.39 国际单位，维生素都高于其他水果。微量元素也很高，每克鲜果中钙 220 ~ 920 微克，磷 98 ~ 274 微克，镁 114 ~ 249 微克，锌 2.1 ~ 4.3 微克，铁 7.6 ~ 30.0 微克，锗 0.8 ~ 1.2 微克，铜 2.0 ~ 3.2 微克。正是由于蓝莓果实中含有丰富的营养成分，属高氨基酸、高锌、高钙、高铁、高铜、高维生素的营养保健果品。它不仅具有良好的营养保健作用，还具有防止脑神经老化、强心、抗癌、软化血管、增强人体免疫力等功能。

（十四）菠萝

菠萝原名凤梨，原产巴西，南洋称凤梨。菠萝果实品质优良，营养丰富，含有大量的果糖，葡萄糖，维生素 B、维生素 C，磷，柠檬酸和蛋白酶等物质。每 100 克菠萝含水分 87.1 克，蛋白质 0.5 克，脂肪 0.1 克，纤维 1.2 克，烟酸 0.1 毫克，钾 126 毫克，钠 1.2 毫克，锌 0.08 毫克，碳水化合物 8.5 克，钙 20 毫克，磷 6 毫克，铁 0.2 毫克，胡萝卜素 0.08 毫克，硫胺素 0.03 毫克，核黄素 0.02 毫克，维生素 C 8 ~ 30 毫克，灰分 0.3 克，另含多种有机酸及菠萝蛋白酶等。

菠萝味甘、微酸、性平、入胃、肾经；具有止渴解烦、健脾解渴、消肿、祛湿、醒酒、益气的功效；可用于消化不良、肠炎腹泻、伤暑、身热烦渴等证，也可用于高血压眩晕、手足软弱无力的辅助治疗。

注意事项

（1）挑选菠萝要注意色、香、味三方面：果实青绿、坚硬、没有香气的菠萝不够成熟，色泽已经由黄转褐，果身边软，溢出浓香的便是果实成熟了，捏一捏果实，如果有汁液溢出就说明果实已经变质，不可以再食用了。

（2）由于菠萝中含有刺激作用的甙类物质和菠萝蛋白酶，因此应将果皮和果刺修净，将果肉切成块状，在稀盐水或糖水中浸渍，浸出甙类，然后再吃。

（3）家里装修后，很多人把菠萝放在室内吸附异味，所用过的菠萝不能食用。

（4）在食用肉类或油腻食物后，吃些菠萝对身体大有好处，"菠萝咕老肉"、"菠萝牛肉"都是可以放心吃的菜肴。

（十五）火龙果

火龙果不仅味道香甜，还具有很高的营养价值，它集于水果、花蕾、蔬菜、医药优点于一身。不但营养丰富、功能独特，很少有病虫害，几乎不使用任何农药就可以生长。因此，火龙果是一种绿色、环保果品且具有一定疗效的保健食品。每 100 克火龙果果肉中，含水分 83.75 克、灰分 0.34 克、粗脂肪 0.17 克、粗蛋白 0.62 克、粗纤维 1.21 克、碳水化合物 13.91 克、热量 59.65 千卡、膳食纤维 1.62 克、维生素 C 5.22 毫克、果糖 2.83 克、葡萄糖 7.83 克、钙 6.3 ~ 8.8 毫克、磷 30.2 ~ 36.1 毫克、铁 0.55 ~ 0.65 毫克和大量花青素（红肉果品中最丰富）、水溶性膳食蛋白、植物白蛋白等。火龙果性甘平，主要营养成分有蛋白质、膳食纤维、铁、磷、钙、镁、钾等。富含大量果肉纤维，有丰富的胡萝卜素，维生素 B_1、维生素 B_2、维生素 B_3、维生素 B_{12}、维生素 C 等，果核内（黑色芝麻之种子）更含有丰富的钙、磷、铁等矿物质及各种酶、白蛋白、纤维质及高浓度天然色素花青素（尤以红肉为最），花、茎及嫩芽更有如其近亲芦荟之各种功效。值得注意的是火龙果的果肉几乎不含果糖和蔗糖，糖分以葡萄糖为主，这种天然葡萄糖，容易吸收，适合运动后食用。在吃火龙果时，可以用小刀刮下内层的紫色果皮，火龙果可以生吃，也可以凉拌或者像霸王花一样放入汤里。

火龙果的缺点只有一个——它并不难吃甚至可以称之为美味，但是它毫无风味可言，既不含有机酸，也不含酯类芳香因子。

火龙果的功效

（1）防止血管硬化：火龙果果实中的花青素含量较高，尤其是红肉的品种。花青素是一种效用明显的抗氧化剂，能有效防止血管硬化，从而可阻止心脏病发作和血凝块形成引起的脑中风；它还能对抗自由基，有效抗衰老；还能提高对脑细胞变性的预防，抑制痴呆症的发生。

（2）排毒护胃：火龙果中富含一般蔬果中较少有的植物性白蛋白，这种有活性的白蛋白会自动与人体内的重金属离子结合，通过排泄系统排出体外，从而起解毒作用。此外，白蛋白对胃壁还有保护作用。

（3）美白减肥：火龙果富含美白皮肤的维生素C及丰富的具有减肥、降低血糖、润肠、预防大肠癌的水溶性膳食纤维。

（4）预防贫血：火龙果中的含铁量比一般的水果要高，铁是制造血红蛋白及其他铁质物质不可缺少的元素，摄入适量的铁质还可以预防贫血。

（5）其他价值：火龙果果实汁多味清甜，除鲜食外，还可酿酒、制罐头、果酱等。花可干制成菜、颜色可提炼食用色素。

购买火龙果时应用手感觉，选择分量越重的越好。因为火龙果密度越大，分量重代表汁多、果肉丰满。

火龙果可以分为三类

（1）白火龙果：紫红皮白肉，有细小黑色种子分布其中，鲜食品质一般。

（2）红火龙果：红皮红肉，鲜食品质较好。

（3）黄火龙果：黄皮白肉，鲜食品质最佳。基本上红肉的比较圆，白肉较椭圆，红肉较白肉好吃。